COURS ET SUPPORTS :
L'ART DE PRÉPARER SA CLASSE

Éditions d'Organisation
Groupe Eyrolles
61, bd Saint-Germain
75240 Paris Cedex 05

www.editions-organisation.com
www.editions-eyrolles.com

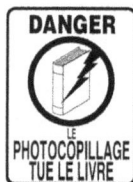

Pascal Bihouée

COURS ET SUPPORTS : L'ART DE PRÉPARER SA CLASSE

EYROLLES

Éditions d'Organisation

Sommaire

PARTIE 2

RÉALISER DES DOCUMENTS DE COURS DE QUALITÉ POUR CHAQUE ÉLÈVE

PARTIE 3

UTILISER DES SUPPORTS DE COURS COLLECTIFS ADAPTÉS ET INTERACTIFS

Partie 1

Construire sa progression pédagogique et planifier ses séquences de cours

Avoir une vision globale de son enseignement

Un BO programme

*Vous avez souhaité évoluer et changer de niveau d'enseigne-
ment et vous venez d'apprendre votre nouvelle affectation.
Félicitations ! Ou alors, vous envisagez simplement de faire le
point sur vos pratiques pédagogiques, réfléchir sur votre vision
du métier ou compléter votre propre expérience du terrain.
À chaque situation nouvelle répond la préoccupation d'appréhender un environnement inconnu, la nécessité de se couler
dans un nouveau moule et de cerner les exigences de ce nouveau départ. C'est parti !*

S'INFORMER

Les textes officiels

Rassurez-vous, vous n'êtes pas seul(e) ! Le personnel du ministère de
l'Éducation nationale a pensé à vous. Dans un premier temps, vous
devez impérativement prendre connaissance des instructions officielles
de votre discipline. Tous les textes d'orientation, circulaires, notes d'organisation qui régissent votre matière sont rassemblés dans le *Bulletin
officiel de l'Éducation nationale (BOEN)*.

Le *BOEN* publie chaque semaine des actes administratifs émis par le
ministère ou le concernant. Les *BO* spéciaux ou hors-série regroupent
les textes réglementaires nécessaires à l'organisation et à l'exécution
des opérations annuelles de gestion ou à la mise en place de nouvelles
mesures ministérielles. Leur périodicité est variable.

Désormais, le *BO* est consultable uniquement en ligne sur le site du
ministère de l'Éducation nationale (la version papier a disparu fin
2008) et archivé chaque semaine.

BON À SAVOIR

Un site Internet indispensable (à mettre dans vos favoris) pour obtenir les textes officiels : http://www.education.gouv.fr. Vous y trouverez toutes les instructions officielles, les référentiels complets, très utiles pour vous aider, vous informer, trouver réponse à vos interrogations et aussi vous rassurer. Entre deux romans, voilà une bonne lecture !
Notez que vous pouvez recevoir, par abonnement électronique, le sommaire de chaque *BO* et ce gratuitement : http://www.education.gouv.fr/cid2560/abonnement.html.

Ces textes sont largement relayés notamment par les sites académiques et ceux de votre discipline. Pour trouver un renseignement précis sur un sujet, rien de plus facile. Un moteur de recherche sur tous les textes du *BOEN* est désormais disponible sur le site Mentor (https://mentor.adc.education.fr/). Il vous permet de consulter les références des textes parus au *BO* après 1987 ainsi que l'intégralité des textes eux-mêmes s'ils sont postérieurs à juillet 1989 pour le *BO*. Mentor effectue sa recherche en référence aux différents mots clés saisis.

L'exemple ci-dessous correspond au *Bulletin officiel* spécial n° 6 du 28 août 2008 «Programme d'enseignement d'histoire-géographie-éducation civique pour les classes de sixième, de cinquième, de quatrième et de troisième du collège».

Exemple de recherche par mots clés sur Mentor

Recherche avancée

Remplissez **une seule ou plusieurs lignes** du formulaire et lancez votre recherche

(Pour voir la liste des mots disponibles, cliquez sur l'icone [▸≡] de la ligne correspondante)

Recherche par mots-clés   [▸≡] | programme histoire sixième |

Résultat n°1 | ☐ Ajouter au panier
Voir le document

Titre	**Arrêté du 15 juillet 2008 fixant le programme d'enseignement d'histoire-géographie-éducation civique pour les classes de sixième, de cinquième, de quatrième et de troisième du collège**
Nature du texte	ARRETE
Date de signature	15/07/2008
Signataire(s)	NEMBRINI, Jean-Louis
Résumé	Calendrier d'entrée en vigueur de ces nouveaux programmes : rentrée 2009-2010 : classe de sixième rentrée 2010-2011 : classe de cinquième rentrée 2011-2012 : classe de quatrième rentrée 2012-2013 : classe de troisième Abrogation progressive des textes suivants : - arrêté du 22 novembre 1995 relatif aux programmes de la classe de sixième - arrêté du 10 janvier 1997 relatif aux programmes du cycle central du collège - arrêté du 15 septembre 1998 relatif aux programmes de la classe de troisième
Mots-clés	PROGRAMME D'ENSEIGNEMENT ; CLASSE DE SIXIEME ; CLASSE DE CINQUIEME ; CLASSE DE QUATRIEME ; CLASSE DE TROISIEME ; COLLEGE ; HISTOIRE ; GEOGRAPHIE ; EDUCATION CIVIQUE
Classement RLR	525-3 ; 525-2d
BO n°	N° 06 SP
Date publication BO	28/08/2008
Date publication JO	05/08/2008

Accéder au détail de cette notice (Référence REG00072049)

Les manuels

Lorsque vous débutez dans votre enseignement, la consultation et l'exploitation des manuels scolaires peuvent également être un atout et un point de départ. Conçus par des enseignants, ils sont donc dignes de confiance dans leur grande majorité. Les manuels scolaires constituent un lien solide entre les programmes officiels et leur application concrète en classe. La consultation rapide de ces manuels (vous pouvez vous procurer des spécimens et vous renseigner auprès de votre documentaliste) va donc vous permettre d'appréhender de façon concrète la réalité de votre future mission. C'est une autre approche pour vous imprégner des grands thèmes de votre discipline. Et contrairement au *BO*, ils sont illustrés, eux !

BON À SAVOIR

En complément des manuels pour les élèves, le livre du professeur explicite les choix didactiques des auteurs et propose quelques modes d'exploitation du manuel. Il peut vous permettre ainsi de choisir et d'adapter vos choix pédagogiques aux spécificités de votre classe. D'autres documents peuvent être disponibles : cahier de texte de l'année précédente, classeurs ou productions d'élèves sont autant de sources d'informations utiles pour bien appréhender le cadre de votre future mission.

Le Web

Devenu un mode incontournable d'information, le Web diffuse un nombre incalculable de sites en lien avec le monde de l'éducation et avec votre discipline. Utiles pour vous informer, retrouver un texte officiel, vous alerter sur les dernières nouveautés, suivre les correctifs du programme, consulter les comptes rendus des réunions des IPR, les sites du ministère et des académies sont des mines d'informations qui doivent en principe répondre à la plupart des questions qui vous viennent à l'esprit. Il est même parfois difficile de s'y retrouver !

BON À SAVOIR

Le premier portail à consulter est http://www.education.fr. Par le biais de ce portail, vous avez accès à tous les sites officiels comme par exemple www.education.gouv.fr, le site d'actualités et d'informations générales du ministère de l'Éducation nationale proposant, entre autres les *BOEN*, et www.eduscol.education.fr, site à destination des professionnels diffusant notamment toutes les informations concernant l'enseignement scolaire, la pédagogie, les programmes, les examens, les échanges d'expériences, etc.

Les personnes ressources

Dans chaque académie, pour chaque discipline, des personnes (volontaires, dynamiques et dévouées) sont chargées de mettre en commun, valoriser et faire connaître les expériences académiques, de proposer des actions (innovation, expérimentation), d'assurer la prise en compte des orientations nationales et d'animer le service d'information sur Internet. N'hésitez pas à vous renseigner, prendre contact avec elles et connaître les coordonnées de la personne ressource de votre secteur. Rien ne vaut l'échange et le contact !

DÉCOUVRIR SON ÉTABLISSEMENT

Une autre de vos préoccupations, lors d'une affectation : *«Mais où vais-je donc mettre les pieds ?»* Vous aviez peut-être déjà utilisé votre réseau de relations pour avoir des informations avant d'émettre vos vœux de mutation. Mais, afin de vous imaginer pleinement dans votre nouveau job, il est nécessaire de bien connaître votre nouvel établissement, de rencontrer les nouveaux collègues. Vous n'avez donc qu'une hâte : visiter votre futur environnement de travail. Les occasions sont multiples, sachez saisir ces opportunités.

L'équipe pédagogique

En premier lieu, l'entretien avec le chef d'établissement va permettre d'éclaircir les choses, souvent de vous rassurer, surtout en cas de mutation. Il sera souvent votre premier interlocuteur et cette rencontre vous aidera à mieux connaître le quotidien de votre futur lieu de travail : ses collaborateurs (adjoint, responsable pédagogique, responsable de niveau…), la structure du collège ou du lycée, les horaires, son règlement intérieur, les grandes lignes des projets de votre collège ou de votre lycée, et surtout les collègues (les professeurs principaux, ceux de votre discipline…).

Dès le début d'année, sachez déjà établir des relations de confiance avec vos collègues. Cela sera plus facile ensuite de demander de l'aide, du soutien, des renseignements. Sans être trop entreprenant, prenez leurs coordonnées personnelles (téléphone, courriel), elles pourront vous être utiles en cas de souci.

Les réunions de préparation de rentrée sont l'occasion de dialoguer avec l'équipe pédagogique, de discuter des projets existants, des principes de votre prédécesseur, et donc de vous couler sereinement dans le moule. Il peut être bon de se renseigner sur l'organisation pédagogique précise de votre établissement : groupes de travail, classes dédoublées, parcours individualisés, tutorat, soutien… Connaître les dispositifs existants vous permettra de mieux vous adapter.

BON À SAVOIR

Salles dédiées (informatique, CDI, laboratoires), matériel (clés, portables, vidéoprojecteurs), faites l'inventaire de tous les moyens dont vous disposez ou qui peuvent être mis à votre disposition. Il existe peut-être un espace numérique de travail (ENT). Rencontrer le responsable, s'informer sur les usages et les procédures pour être opérationnel dès la rentrée peut être aussi une bonne initiative. Renseignez-vous le plus tôt possible sur la procédure de commande pour le matériel, les manuels. Cela montrera votre volonté de bien faire, vous évitera de subir les désagréments d'une commande trop tardive, de manuels scolaires non livrés. Anticipez vos besoins pour être prêt le jour J.

Et les élèves ?

« *Les élèves ? Oh, ils sont gentils !* » C'est pourtant un élément fort d'inquiétude… Lors des discussions, n'hésitez pas à vous renseigner sur votre public, le fonctionnement et les ambiances de classe. Vous pourrez ainsi préparer des séances plus adaptées (▶ fiche 11), anticiper au mieux les besoins, voire les réactions. Allez voir aussi ce qui s'est passé avant votre arrivée : récupérez les documents de l'année passée (le cahier de texte, les comptes rendus de conseils de classe, la progression d'un(e) collègue) si c'est possible. Vous aurez ensuite tout le temps de faire plus ample connaissance.

PRENDRE UN BON DÉPART

Vos cartons sont prêts. Vous voilà projeté dans une nouvelle situation, un nouvel établissement, face à de nouvelles classes, de nouveaux élèves, de nouvelles responsabilités… La peur de l'inconnu vous guette ? C'est tout naturel. Être enseignant, transmettre des savoirs à des élèves, cela ne s'improvise pas, mais au contraire s'anticipe et se prépare. Tout de suite, une foule de questions : *« Que vais-je enseigner ? »*, *« Comment m'y prendre ? »* L'une de vos premières préoccupations est donc de découvrir – ou de revisiter – le contenu de votre spécialité. Avant tout, pas de précipitation. Plutôt que de vous lancer tête baissée dans cette nouvelle aventure, aussi enthousiasmante soit-elle, prenez le temps de consulter, de chercher, de vous informer. Tout un programme !

> *Professeur d'histoire-géo en milieu rural pendant deux ans, j'ai été mutée dans un grand établissement de centre-ville. Au vu de mes études et de mon CV, le directeur m'a demandé si j'acceptais de prendre en charge l'enseignement de la DNL (discipline non linguistique) de la filière européenne du lycée. Cette matière optionnelle correspond à enseigner l'histoire-géo en anglais, en seconde, première et terminale, soit un volume de 10 heures d'enseignement par semaine. J'ai accepté, mais en me demandant si j'allais réussir à relever le défi ! Certes, j'avais passé un an au Canada et mes fréquents voyages à l'étranger entretenaient mon niveau d'anglais. Mais, de là à arriver dans un grand établissement de 1 000 élèves et me lancer dans une matière que je ne connaissais pas du tout… J'ai passé un entretien en anglais avec la responsable de la filière européenne du lycée, qui m'a jugée apte à demander la certification complémentaire. Cet examen est un oral que l'on passe devant l'IPR d'anglais sous forme d'entretien sur nos motivations et de questions sur un document audio (type reportage de la*

BBC). J'ai obtenu cette certification, qui faisait de moi un professeur de DNL à part entière !

L'été fut studieux. Pour commencer, je me suis précipitée au CRDP avant sa fermeture estivale pour y trouver des ouvrages pouvant me guider dans mes préparations de cours. Ensuite, j'ai demandé de l'aide à un professeur de DNL d'un autre établissement pour voir comment il enseignait cette matière. Puis, je me suis lancée dans la préparation des cours, j'ai envie de dire "sans filet", tellement il y a de façons d'aborder les thèmes de cette matière. Il faut l'avouer : j'étais inquiète et peu sûre de moi, comme si je débutais dans le métier... Je pensais surtout aux élèves de terminale, que j'allais devoir préparer à l'épreuve du bac. J'ai fait des recherches sur Internet, j'ai commandé des manuels français et anglais et j'ai montré mes cours à un professeur d'anglais qui m'a bien aidée et rassurée.

Finalement, la rentrée s'est bien déroulée et très vite, j'ai pris mes marques dans l'établissement grâce d'une part à des collègues qui m'ont bien accueillie et d'autre part aux élèves qui étaient très motivés et qui m'ont aidée à progresser. La première année a été "hard", car bien qu'ayant anticipé les premiers chapitres, je me suis parfois retrouvée à préparer des cours du jour pour le lendemain. J'ai dû m'adapter au niveau des élèves, à leurs intérêts et m'impliquer dans les activités (voyages, concours, projets...) proposées par la filière. Voilà quatre ans que j'enseigne cette matière et que, tous les ans, je change et j'évolue dans la façon d'aborder les chapitres. »

Fabienne, professeur d'histoire-géographie en lycée.

Voilà ! La lecture rapide du programme vous a motivé, la visite de votre établissement vous a — plus ou moins — rassuré. Vous êtes prêt pour commencer à préparer cette nouvelle rentrée et prendre un bon départ pour cette nouvelle aventure !...

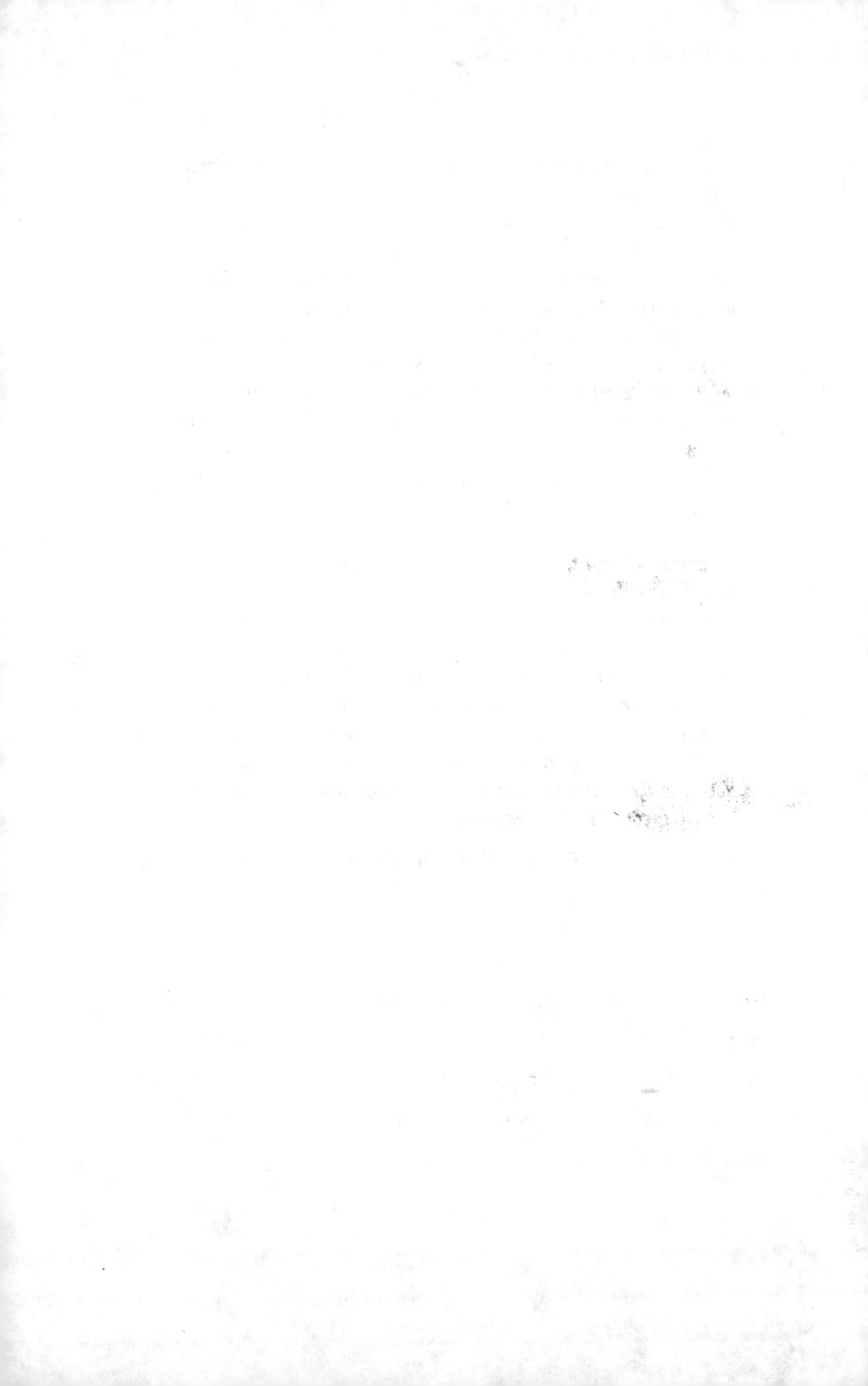

Planifier ses séquences sur l'année

Ah, quoi, planning?

Vous connaissez désormais votre établissement, et une partie de vos futurs collègues. Les instructions officielles sous le bras, un calendrier vierge posé sur le bureau, vous voilà prêt. La première étape va consister à construire votre progression, élaborer un programme cohérent sur l'année. Attention, les grands travaux commencent!

LES EXIGENCES DU PROGRAMME

Dans un premier temps, prenez la peine de lire sérieusement les instructions officielles. Ces documents constituent le référentiel indispensable qui doit guider votre travail d'enseignant. Dans chaque discipline, une première partie pose le cadre général de votre enseignement. Elle trace les grandes lignes du programme et définit les principales compétences que doivent acquérir vos élèves en fin d'année.

Le programme est souvent décliné en grandes parties. Pour chaque grande partie de programme, une indication de temps est proposée. Cette information sera utile pour estimer la durée de vos séquences.

Trois rubriques orientent votre préparation et sont des indications pour aller à l'essentiel et éviter de se disperser (▶ exemple ci-dessous): connaissances, démarches et capacités.

BON À SAVOIR

Par la notion de capacité, on entend un savoir ou savoir-faire vérifié (ou vérifiable) par des comportements, des productions, des performances.

Extrait du *BO* n° 6 du 28 août 2008

DES MONDES ANCIENS AUX DÉBUTS DU MOYEN ÂGE
À l'école primaire, les élèves ont étudié les premières traces de la vie humaine sur lesquelles on ne reviendra pas au collège. Ils y ont également abordé l'Antiquité à travers l'approche de la Gaulle et de sa romanisation.
En sixième, après un premier contact avec une civilisation de l'Orient, les élèves découvrent la Grèce et Rome : l'étude porte sur la culture et les croyances, sur l'organisation politique et sociale.
La quatrième partie est dédiée à l'émergence du judaïsme et du christianisme, situés dans leur contexte historique : les principaux éléments de coyance et les textes fondateurs sont mis en perspective avec le cadre politique et culturel qui fut celui de leur élaboration.
La cinquième partie fait le lien entre l'Antiquité tardive et le Moyen Âge en présentant les empires chrétiens de l'Orient byzantin et de l'Occident carolingien.

La dernière partie ouvre le programme à une civilisation asia tique : Chine des Han ou Inde des Gupta.
La place de l'histoire des arts est importante dans chacune des parties du programme, dans la mesure même ou ce programme est orienté essentiellement vers l'étude des grandes civilisations entre IIIe millénaire av. J.-C. et le VIIIe siècle.

Au cours de c ette première année de collège, les élèves découvrent des sources historiques simples (archéologiques, iconographiques, extraits de textes...) qu'ils apprennent à interroger et à mettre en relation avec un contexte. Ils s'entraînent à exposer leurs connaissances en construisant des courts récits (on tiendra compte des progressions prévues en français pour l'expression écrite et l'expression orale). **Ces deux capacités (analyse de documents et maîtrise de l'expression écrite et orale) concernent toutes les parties du programme.**

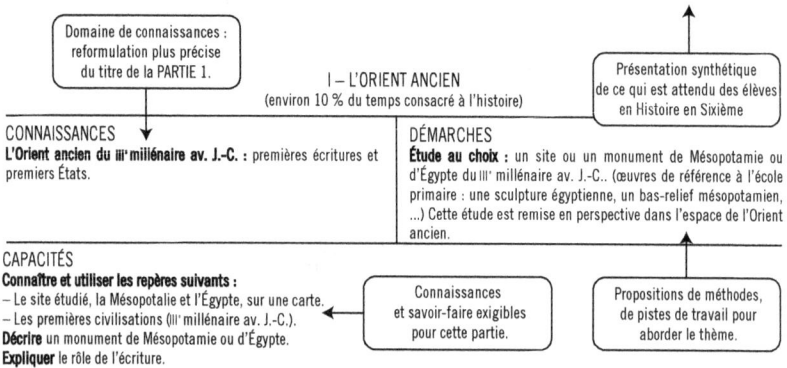

Domaine de connaissances : reformulation plus précise du titre de la PARTIE 1.

I – L'ORIENT ANCIEN
(environ 10 % du temps consacré à l'histoire)

Présentation synthétique de ce qui est attendu des élèves en Histoire en Sixième

CONNAISSANCES
L'Orient ancien du IIIe millénaire av. J.-C. : premières écritures et premiers États.

DÉMARCHES
Étude au choix : un site ou un monument de Mésopotamie ou d'Égypte du IIIe millénaire av. J.-C.. (œuvres de référence à l'école primaire : une sculpture égyptienne, un bas-relief mésopotamien, ...) Cette étude est remise en perspective dans l'espace de l'Orient ancien.

CAPACITÉS
Connaître et utiliser les repères suivants :
– Le site étudié, la Mésopotalie et l'Égypte, sur une carte.
– Les premières civilisations (IIIe millénaire av. J.-C.).
Décrire un monument de Mésopotamie ou d'Égypte.
Expliquer le rôle de l'écriture.

Connaissances et savoir-faire exigibles pour cette partie.

Propositions de méthodes, de pistes de travail pour aborder le thème.

BON À SAVOIR

N'hésitez pas à prendre connaissance des directives et recommandations des inspecteurs dans votre discipline pour être informé des pratiques actuelles : consultez les lettres et comptes rendus des IPR lors des visites dans votre département ou mieux encore, allez aux réunions ! Demandez les comptes rendus des précédentes réunions, allez voir les sites Internet officiels pour être informé en temps réel des dernières nouveautés à intégrer dans votre enseignement.

LA NÉCESSITÉ D'UNE PROGRESSION

L'élaboration de votre progression va permettre d'organiser votre travail sur l'ensemble de l'année scolaire. Sans programmation, le risque est réel de ne pas avoir le temps de boucler votre programme. Dans un premier temps, vous allez pouvoir (en vous aidant des textes officiels et des différents manuels) lire, analyser le programme de l'année et déjà isoler les grandes parties. Si possible, essayez de travailler selon l'organisation prévue dans l'établissement (trimestre ou semestre selon le cas, en vous basant sur des périodes courtes, de vacances à vacances), cela rendra votre progression plus cohérente pour vous et vos élèves.

> ### BON À SAVOIR
>
> Attention, l'enseignement de votre discipline ne saurait se résumer en une suite de cours. Vous devez constituer un ensemble organisé de séquences, toutes liées à des objectifs clairs et précis. Une séquence se définit comme un ensemble cohérent de séances pédagogiques permettant d'atteindre un objectif général. Cet objectif général s'appuie sur les compétences issues du référentiel (ou du socle commun pour les collégiens). Elles peuvent être spécifiques à votre discipline ou transversales.

À vous donc d'imaginer, de mettre en place des séquences d'apprentissage pour que vos élèves puissent atteindre les objectifs fixés par les textes officiels. Ce travail de préparation va exiger de la réflexion, de la rigueur et du temps.

Existe-t-il une formule miracle pour bâtir votre programme annuel ? La réponse est bien évidemment non ! Selon votre discipline et votre expérience, votre progression peut être envisagée sous différentes formes. Par exemple, un découpage par chapitres est sécurisant pour vous et souvent compatible avec l'usage des manuels scolaires. Dans une approche par objectifs, la priorité de la séance est la mise en œuvre de compétences et non plus le contenu.

Vers une pédagogie de projet

Dans certaines situations d'apprentissage, les élèves ne peuvent réellement s'impliquer car les objectifs ne sont pas suffisamment explicites. Ils n'ont pas bien compris quelle était la stratégie, le but du jeu ! La pédagogie de projet permet de pallier ce problème.

EN PRATIQUE

ORGANISATION D'UNE RENCONTRE AVEC UN ÉCRIVAIN EN CLASSE DE QUATRIÈME

Dans le cadre d'un festival rassemblant les écrivains de romans policiers pour la jeunesse, les quatrièmes accueillent dans leur établissement un auteur de « polars ». Professeurs de français, de sciences, de mathématiques et documentaliste se réunissent pour définir l'objectif de la rencontre. Aux élèves ensuite de préparer l'accueil dans le cadre d'un itinéraire de découverte.

Cette pédagogie a pour objectif l'appropriation d'un projet par chaque élève, grâce à des moyens simples :

– un choix des méthodes laissé aux élèves : après avoir lu une sélection de ses ouvrages, le groupe a sélectionné un livre et travaillé sur l'atmosphère de cet ouvrage. Pour accueillir l'auteur, les élèves ont spontanément proposé de reconstituer une pièce et une ambiance similaires à celles du livre ;

– une dynamique de groupe efficace : la rencontre avec l'auteur contribue à créer une émulation et une solidarité dans le groupe. L'investissement de chaque élève est observable et les tâches bien réparties ;

– une valorisation du travail effectué : les élèves ont hâte de voir l'auteur embarqué dans un scénario qu'ils ont eux-mêmes écrit pour lui.

FORMULER DES OBJECTIFS

EN PRATIQUE

EXEMPLE DE TRAVAIL DE PRÉPARATION D'UNE SÉQUENCE EN HISTOIRE 6e

	EXPLIQUER	SAVOIR FAIRE	CONNAÎTRE
Pourquoi le Nil est-il au centre des préoccupations ?	L'importance du Nil et de sa crue pour les Égyptiens	Présentation des monuments Extraire des informations Rédiger des phrases Localiser la mer Rouge	Delta Crue Limon Irrigation
L'organisation du pouvoir en Égypte Les symboles du pharaon La composition de la société	Qui a le pouvoir en Égypte ? Comment s'organise la société ?	Localiser la mer Méditerranée, le Nil Présenter des documents Extraire des informations Rédiger des phrases	Fonctionnaire Scribe Taxe ou salaire Corvée
Quelles sont les croyances des Égyptiens ?	Les dieux des Égyptiens Les fonctions des pyramides, des temples Les croyances des Égyptiens sur la mort et la momification	Présentation des documents Extraire des informations Rédiger des phrases	Polythéisme Momification Sarcophage Sphinx

Décomposition de l'**objectif principal** en plusieurs **sous-objectifs intermédiaires**.

Rédaction des **connaissances** et des **savoir-faire** exigibles (en lien avec le *BO*)

Rédiger un objectif ou une question va vous obliger à :

- annoncer plus tard – mais très clairement – aux élèves ce qui est attendu d'eux. Pour la construction de cette séquence, les objectifs ont été formulés sous forme de questions, puis déclinés en trois domaines, liés aux instructions officielles : expliquer, savoir faire et connaître ;

- choisir et concevoir ensuite des activités d'enseignement qui vont leur permettre de les atteindre ;

- évaluer uniquement les compétences développées dans vos séances de cours.

La formulation d'objectifs clairs vous contraint à rendre cohérents les trois principaux éléments constitutifs de vos cours : vos objectifs, vos méthodes d'enseignement et, au final, vos moyens d'évaluation. Ce travail préparatoire va permettre ensuite de préparer concrètement la séquence dans son détail (▶ fiche 4).

BON À SAVOIR

La définition des objectifs de cours est liée aux modalités d'évaluation. Si les objectifs décrivent bien les comportements attendus des élèves à la fin du cours, vous n'avez plus à vous creuser la tête pour savoir quoi évaluer dans vos contrôles.

Progression spiralée

Les choix concernant votre progression peuvent jouer un rôle dans la qualité d'apprentissage de vos élèves. Dans certaines disciplines (notamment les mathématiques), la construction « en spirale » est reconnue comme présentant de nombreux avantages. Elle évite, en particulier, d'aborder les connaissances de manière additive et linéaire.

Dans ce type de dispositif, vous allez choisir des situations (souvent concrètes) qui vont solliciter plusieurs compétences de la part de vos élèves : les compétences peuvent être nouvelles (il s'agira alors d'une découverte) ou déjà maîtrisées.

- Un grand thème sur lequel vous avez choisi de « spiraler » au cours de l'année sera traité en plusieurs épisodes répartis sur l'année.

Fractionner ainsi le travail permet de mieux tenir compte des réactions des élèves, évite l'introduction trop brutale de connaissances nouvelles et des séquences de travail trop longues qui risquent de décourager vos élèves.

• Revisiter un même thème dans un autre contexte peut être une nouvelle occasion de construire du sens pour vos élèves. Les révisions sont aussi intégrées dans la spirale. Vous pouvez aborder une notion et réactiver les connaissances de vos élèves dans un travail évitant ainsi les révisions consommatrices de temps.

Le travail en spirale multiplie donc les occasions de valider ses propres acquis et les chances de se les approprier. Pour débuter, ce n'est peut-être pas le dispositif le plus simple, mais avec l'expérience, vous pouvez en tirer bénéfice.

EN PRATIQUE

EXEMPLE DE PROGRESSION SPIRALÉE EN MATHÉMATIQUES/CLASSE DE 6ᵉ

Quatre axes prioritaires ont été définis : les décimaux, les quotients, périmètre – aire – volume, symétrie axiale. La progression et les activités sont construites en spirale autour de ces points forts.

Progression	Symétrie axiale	Quotients	Décimaux	Périmètre/Aire/Volume
	4 AXES PRIORITAIRES			
Problème de départ				
Étude en géométrie	Oui			
Écritures décimales et fractionnaires, conversions		Oui	Oui	
Étude sur la symétrie axiale	Oui			
Aire, périmètre, multiplication de décimaux			Oui	Oui
Graphiques				
Proportionnalité		Oui	Oui	Oui
Axe de symétrie d'une figure	Oui			Oui
Écritures fractionnaires, produits et quotients décimaux		Oui	Oui	
Pavés, cubes, volumes	Oui			Oui
Étude de figure	Oui			

La **symétrie axiale**
va donc être abordée
à **5 occasions différentes**
sur l'année.

BON À SAVOIR

Les programmes de collège et le socle commun préconisent le décloisonnement des chapitres.

PREMIERS BROUILLONS

La méthode à adopter

Conscient de tout cela, il faut procéder au « découpage » effectif du programme, repérer les grands thèmes. Ensuite, pour chaque partie, vous
allez identifier les notions essentielles, les compétences à acquérir.
Pour cela, n'hésitez pas à relire, surligner et reprendre les instructions
officielles en détail (il ne faut rien oublier ou négliger).

Les grilles d'objectifs et les référentiels ne permettent pas toujours
de planifier facilement votre enseignement. Enrichissez donc votre
réflexion par la consultation de plusieurs manuels (les approches des
éditeurs pouvant être différentes et complémentaires). Les textes officiels des niveaux précédents et suivants sont de bon conseil et peuvent
être exploités. La connaissance du programme et des exigences de
l'année précédente vous permettra de vous appuyer sur les prérequis
théoriques de vos élèves.

Un peu d'ordre

Commencez par une trame simple permettant de prévoir l'enchaînement des séquences sur l'année. Dans un premier temps, votre préoccupation est de réfléchir sur la programmation, de décider des séquences
de début d'année (qui n'exigent par exemple que des prérequis de
l'année précédente) et de celles qui pourront plutôt être abordées en
fin d'année. Quel que soit votre talent, une séquence d'enseignement
mal placée dans la progression annuelle ne pourra atteindre la pleine
mesure de son efficacité.

Par exemple, en mathématiques, la notion de symétrie est à construire
pour devenir un outil permettant d'étudier les figures du programme.

La symétrie axiale en classe de sixième doit être bien assimilée pour mieux aborder une étude mathématique de figures (voir l'exemple précédent de la progression spiralée). En quatrième, le calcul algébrique peut être abordé plutôt au premier trimestre, évitant ainsi une coupure trop importante avec la cinquième.

Il faut donc élaborer un document de travail permettant de visualiser votre progression annuelle, avant de procéder à l'élaboration de vos séances de cours.

Pensez qu'il n'est pas toujours possible de planifier précisément l'ensemble des séquences dès le début de l'année : il ne faut pas oublier l'actualisation des données et d'éventuels imprévus (ou des opportunités) qui vous obligeront probablement à vous adapter. Quelques pistes, enchaînements vous viennent à l'esprit ? C'est un début.

BON À SAVOIR

Travailler en équipe ou avec des collègues plus expérimentés peut s'avérer particulièrement utile à ce stade. Pourquoi ne pas envisager une trame de progression commune qui permettra ensuite de mutualiser vos travaux, vos séances de cours, de programmer des évaluations communes ?

Vous voilà devenu incollable sur les différentes compétences de votre discipline. Reste à organiser tout cela sur le papier, mais cela ne devrait pas être un problème. C'est le moment de définir vos grandes orientations pédagogiques !

Maîtriser son calendrier

Combien de temps ?

*Au cours de l'élaboration de votre progression, vous avez com-
mencé à imaginer un enchaînement possible, cohérent, logique
de «grandes séquences» correspondant aux grandes lignes
du BO ou inspirées de sommaires de manuels pédagogiques.
Mais comment planifier tout cela sur l'année ? Voici quelques
conseils supplémentaires pour éviter des déconvenues en cours
d'année.*

UN PLANNING PRÉVISIONNEL

Pour préparer dans la sérénité votre progression, vous devez disposer
d'une liste de documents obligatoires :

- votre agenda ;
- les textes officiels, accessibles directement en ligne (▶ fiche 1) ;
- le calendrier de la prochaine année ;
- l'organisation pédagogique décidée lors des réunions de préparation (découpage en périodes ou trimestriel, journées spéciales,
  voyages scolaires…) ;
- les dates des évaluations obligatoires (examens, oraux), le cas
  échéant.

Bref, toute la panoplie pour bien démarrer !

Les semaines effectives

Afin d'éviter quelques soucis de calendrier lors de l'élaboration de votre
progression, sachez anticiper. Pour commencer, estimez précisément le
nombre de semaines consacrées à l'enseignement de votre discipline.

- Repérez sur votre calendrier les vacances de votre zone et les périodes hors cours (type stages ou voyages culturels), les événements locaux (portes ouvertes, examens) et manifestations programmées. Toutes ces dates vont réduire votre durée effective d'enseignement.

- Travaillez plutôt sur 30 semaines de cours effectifs (avec une estimation de 36 semaines sur l'année). Réservez une à deux séances par trimestre pour tenir compte de pauses, destinées par exemple à la remédiation (▶ fiche 19).

- Laissez une marge de sécurité suffisante pour tenir compte de contretemps possibles.

Un calendrier complet

Afin d'estimer de façon précise la durée de vos séquences, basez-vous dans un premier temps sur les recommandations du *BO*. Pour chaque grande partie, une indication de temps (en semaines ou en pourcentage) vous guide dans la programmation de vos séquences.

Suite à votre travail de lecture approfondie du *BO*, les séquences vont progressivement s'inscrire sur votre calendrier annuel de façon ordonnée.

Lorsque vous aurez réussi à terminer une première version solide de votre progression d'année, il sera alors temps de vous attarder sur les détails du déroulement de chaque séquence (▶ fiches 4 et 7). Dernières petites remarques :

- gardez toujours à l'esprit que la progression idéale n'existe pas ;
- consultez vos collègues plus expérimentés, et prenez conseil en cas de soucis répétés ;
- dans l'estimation de la durée de vos séquences, pensez aussi aux temps d'évaluation ;
- vérifiez toujours les prérequis nécessaires, cela vous évitera de perdre une séance inutilement ;
- vérifiez une dernière fois la cohérence, les enchaînements de votre progression.

Au final, vérifiez que vous traitez l'ensemble du programme. Les différentes parties doivent être bien équilibrées et globalement en accord avec les recommandations officielles.

EN PRATIQUE

EXEMPLE DE GRILLE DE PROGRESSION
HISTOIRE-GÉOGRAPHIE-ÉDUCATION CIVIQUE/6ᵉ

PRÉVISION DE PROGRAMMATION ANNUELLE 2009/2010

| Sem | 36 | 37 | 38 | 39 | 40 | 41 | 42 | 43 | 44 | 45 | 46 | 47 | 48 | 49 | 50 | 51 | 52 | 53 | 01 | 02 | 03 | 04 | 05 | 06 | 07 | 08 | 09 | 10 | 11 | 12 | 13 | 14 | 15 | 16 | 17 | 18 | 19 | 20 | 21 | 22 | 23 | 24 | 25 | 26 |

Septembre — Octobre — Novembre — Décembre — Janvier — Février — Mars — Avril — Mai — Juin - Juillet

Classe — 6e A — 3e A — 3e B

Accueil
La vie au collège
Introduction et initiation à l'histoire
La répartition de la population
L'Égypte

Enchaînement chronologique des séquences sur l'année

Possibilité de visualiser les classes simultanément pour vérifier la cohérence globale.

Ordre des séquences par discipline avec estimation de la durée.

Possibilité de noter la durée effective de la séquence pour adapter la progression.

Codes des événements du calendrier (vacances, stages, examens, etc.).

Fin de trimestre
Vacances Zone A
Examen ...
Semaine bloquée [stage, ...]

HISTOIRE	prévue	réelle
H0 Initiation à l'histoire	6 H	
H1 L'Égypte	6 H	

GÉOGRAPHIE	prévue	réelle
G1 La répartition de la population	8 H	

ÉDUCATION CIVIQUE	prévue	réelle
EC1 La vie au collège	6 H	

ANALYSER SES PRATIQUES

Suite à votre propre analyse ou à des conseils ou des recommandations de collègues expérimentés, vous serez parfois amené à modifier cette programmation. Au cours de l'année, suivez autant que possible la progression prévue, contrôlez son déroulement au fur et à mesure de l'année pour rattraper au plus vite d'éventuels retards et/ou l'adapter si nécessaire, sans perdre de vue votre objectif principal : traiter l'ensemble du programme pour la réussite de vos élèves.

De votre côté

Outre les problèmes propres de gestion de classe, il faut vraiment prendre régulièrement le temps de faire le point sur votre organisation et d'analyser sereinement votre pratique au quotidien : difficultés dans le déroulement et la planification des séances, etc.

- Faire un bilan personnel de votre organisation au bout de quelques semaines permet de mettre en place quelques petits correctifs et d'aborder différemment la construction des séquences suivantes.
- Garder une trace écrite de vos observations (ce qui a bien fonctionné, les difficultés rencontrées) en fin de chaque séance vous permettra ensuite de faire un bilan objectif et d'adapter les choses pour l'année suivante (▶ fiche de déroulement de la fiche 7).

La modification d'une séquence en cours d'année aura des conséquences sur l'organisation de la progression annuelle, c'est tout naturel. Ajouter un élément que vous jugez prioritaire pour les élèves, répartir différemment les notions au vu de votre expérience de début d'année exigera une réécriture permanente de votre planning prévisionnel.

BON À SAVOIR

En mathématiques notamment, la progression spiralée (▶ fiche n° 2) réduit la pression liée au temps qui s'exerce sur le professeur. Chaque grand thème d'étude est abordé dès le premier trimestre. Elle introduit donc de la souplesse dans l'ensemble de l'organisation de l'année. Cette souplesse permet de tenir compte des difficultés rencontrées par les élèves en se donnant du temps pour mettre en œuvre une nouvelle stratégie. Elle permet, de la même manière, de gérer plus facilement les imprévus rencontrés au cours d'une année scolaire et de boucler le programme.

Le rythme des élèves

Pour estimer le temps dont auront besoin les élèves pour exécuter une activité, il faut d'abord bien connaître le rythme de travail de chacun d'entre eux. Deux classes de même niveau peuvent avoir deux rythmes de travail radicalement différents. Cela demande un peu de temps et une attention particulière de votre part (▶ fiche 11).

Voici déjà quelques petites recommandations :

- vous pouvez faire un bilan du côté des élèves, leur demander en fin de période leurs sentiments en termes de rythme, de méthode. Sans vouloir tout remettre en cause, ils vous donneront des indications souvent pertinentes et vous aideront à progresser ;
- vous éviterez aussi de donner la priorité à la gestion du temps, au détriment des objectifs pédagogiques et sans se préoccuper de l'acquisition des élèves.

Ne pas suivre à la lettre sa progression mais, au contraire, s'adapter aux élèves est parfois nécessaire. Il vous faudra trouver un équilibre entre suivre rigoureusement le déroulement prévu de la séquence et tenir (dans la mesure du possible) ses objectifs !

Adapter en souplesse

Il faut se ménager de la souplesse sans perdre de vue de traiter l'ensemble du programme. Votre progression annuelle n'est qu'un guide de travail, évolutif, à adapter à la classe, à son rythme, au vôtre, pour mieux réussir ensemble. À vous de trouver le juste équilibre entre une planification trop rigide et un planning prévisionnel trop souple.

- Acceptez l'idée que perdre du temps au début d'une séquence sur une notion vous permettra peut-être d'être plus efficace dans la suite de la progression.

- Vous pouvez par exemple planifier précisément le premier trimestre, vous y tenir et voir ensuite, après quelques mois de fonctionnement, comment gérer la deuxième période. Vous bénéficierez alors de l'expérience et d'un recul suffisant pour élaborer la suite de la progression.

- Vous avez aussi la possibilité en début d'année d'envisager plusieurs scénarios de progression (tous cohérents). Votre expérience et votre analyse de terrain avec votre classe vous guideront dans vos orientations. Cette stratégie vous permettra d'avoir un peu plus de souplesse. Vos choix seront également guidés par les retours des élèves (faire une pause dans un domaine pour y faire un retour plus tard).

En fin d'année, n'oubliez pas de tenir compte de l'expérience de l'année passée et de vos bilans de séances. Les durées de certaines d'entre elles seront probablement à revoir, les difficultés des élèves sur certains points obligeront sans doute à des séquences plus longues, sans oublier la mise à jour ou la prise en compte de la rénovation des programmes parfois.

Premier défi relevé : planifier toute une année de cours sur une seule feuille ! Vous avez réussi à rendre compatibles les exigences du calendrier scolaire avec les recommandations officielles de votre discipline. L'année commence sur de bonnes bases.

Élaborer une séquence de cours

Attention! Séquence et notions

Votre progression est désormais établie. Et dans votre esprit s'installent déjà des idées, des concepts, des projets pour mener à terme telle ou telle activité : l'Égypte et les pharaons, la combustion du fer, les statistiques… Mais vous hésitez sur le choix des méthodes, le déroulement précis de la séquence. Un petit point s'impose.

UN TRAVAIL PRÉPARATOIRE

Vous avez déjà mis sur papier une progression sommaire avec des chapitres, des thèmes et donc un ordre établi (▶ fiche 3). Vous avez aussi sélectionné dans le *BO* les extraits correspondant aux objectifs, aux connaissances à maîtriser et aux compétences exigibles (▶ fiche 2). À partir de là, votre mission suivante va consister à préparer un dispositif pédagogique (une séquence de cours) pour y parvenir raisonnablement.

Un exemple de séquence

Un cadre solide (et non rigide) et du jeu dans le cadre… Fort de cette conviction, je m'impose quelques repères dans l'élaboration de chaque séquence. À l'aide du BO, je liste les compétences exigibles de la séquence. Elles fixent les apprentissages que je veux faire atteindre aux élèves et les compétences transversales (celles du socle commun désormais) qui entrent en jeu. Dès le départ, je fixe aussi les critères qui permettent d'évaluer l'atteinte ou non de ces objectifs. Par exemple, en classe de quatrième, pour la séquence qui traite des agrandissements

et réductions et de la propriété des rapports égaux (le «petit» Thalès),
cela revient à :
- connaître et utiliser le théorème des rapports égaux :
  - vérifier toutes les hypothèses ;
  - connaître et énoncer le théorème ;
  - écrire correctement les rapports ;
  - calculer une 4ᵉ proportionnelle.
- agrandir ou réduire une figure :
  - connaître la définition d'agrandissement/réduction ;
  - calculer un coefficient d'agrandissement/réduction ;
  - effectuer l'agrandissement/réduction.
- rédiger un texte bref écrit dans une langue correcte :
  - accords en genre et en nombre ;
  - conjugaison des verbes ;
  - respect de la ponctuation.
Et bien sûr respecter les notations mathématiques.
Cette séquence comprend une partie de démonstration, donc d'écriture, ce qui explique les deux derniers objectifs. L'idée est de proposer aux élèves une situation problème, une tâche complexe, ouverte,
signifiante, permettant une recherche avec plusieurs pistes. Bref, une
activité mathématique authentique... Dans la séquence de 4ᵉ citée ci-
dessus, cela revient à : «comment passer de la figure A à la figure B?»

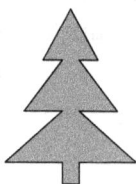

Figure A   Figure B

Une partie des élèves va effectuer des tracés, une autre va effectuer
des mesures, faire des calculs pour vérifier des conjectures... et la synthèse de ces recherches construit la (les) notion(s). Ils vérifient à la fois
la proportionnalité de la réduction effectuée, et les tracés posent la
figure clé du «petit Thalès». Les élèves ont avec ce type d'activité une
liberté d'approche qui permet à chacun de démarrer le travail.
Planning prévisionnel de la séquence :
- situation problème et synthèse : 2 séances ;
- cours (en plusieurs parties) : 1 séance ;

- travaux dirigés : 3 séances ;
- remédiation et différenciation : 1 à 2 séances ;
- évaluation : 1 séance.»

Mickaël, professeur de mathématiques en collège.

L'élève au centre

Il est nécessaire de prendre en compte les conceptions et les prérequis de vos élèves. Cela vous aidera à faire un diagnostic fiable, repérer des obstacles potentiels à la notion abordée, évitant aussi des séances inadaptées pour les élèves. Prévoyez une évaluation diagnostic, consultez le *BOEN* de leur année précédente, procurez-vous un classeur d'élève de l'année passée.

La réflexion sur les activités que vous allez proposer aux élèves et sur la façon dont vous allez les solliciter est essentielle. De cette réflexion va découler le déroulement de la séquence :

– imaginez des situations comme point de départ pour provoquer l'intérêt, la curiosité et pour susciter le questionnement des élèves (▶ fiche 6) ;

– envisagez un fil conducteur, un déroulement cohérent avec si possible alternance de différentes formes de travail : écrit, oral, individuel, collectif, groupes ou ateliers ;

– anticipez également les questions et les difficultés prévisibles rencontrées par les élèves.

CONCEPTION D'UNE SÉQUENCE

Quel que soit le travail pédagogique envisagé, il convient toujours de revenir aux fondamentaux. Définir les objectifs est indispensable et va conditionner tout le processus d'apprentissage, de la découverte à l'évaluation.

Pour préparer au mieux l'organisation et le déroulement de votre séquence, vous devez d'abord reprendre les documents déjà élaborés (▶ fiche 2) et trouver des réponses aux questions suivantes :

– quels sont vos objectifs ?

– où en sont vos élèves ?

– quelles activités allez-vous proposer pour atteindre ces objectifs ?

Des objectifs clairs

Ne cherchez pas à transmettre directement des connaissances et des savoir-faire : les élèves ne sont pas des spécialistes. Soyez ambitieux, mais restez à la portée des élèves. Pour ce faire, limitez volontairement les objectifs que vous ciblez à deux ou trois. Ceux que vous avez fixés, qu'ils soient notionnels, des compétences ou des savoir-faire, doivent être formulés pour qu'ils soient les plus explicites possible pour vos élèves.

BON À SAVOIR

Définir l'objectif pédagogique de chaque séquence d'enseignement, c'est prévoir ce que l'élève devra savoir ou savoir faire à la fin de votre séquence. Vous pourrez ainsi évaluer de façon pertinente les acquis et donc construire en amont une stratégie d'apprentissage de la séquence adaptée.

Le bon plan

La construction de votre séquence va donc devenir progressivement une juxtaposition de moments qui vont s'enchaîner avec une cohérence, une logique qui va mettre vos élèves en situation d'apprentissage tout au long de ce cycle de quelques semaines.

• Le début de séquence passe, en général, par une situation nouvelle sur laquelle vous allez pouvoir prendre appui pour mettre vos élèves en projet. Ce départ est essentiel car il va conditionner la suite : cette séance va permettre à vos élèves de s'approprier les objectifs de la séquence et les mettre en situation concrète.

• Le contenu de la séquence va ensuite s'articuler en séances : à vous de clarifier, répartir les activités, estimer la durée, imaginer les supports, les documents pour que les élèves puissent construire leurs savoirs, acquérir de nouveaux savoir-faire (▶ fiches 6 et 8). Des moments devront aussi être réservés à l'évaluation formative, à des phases de remédiation, à des réajustements, si nécessaire.

- La séquence se clôturera par une vérification des capacités, des aptitudes : vos élèves sont-ils capables de restituer les savoirs enseignés, réinvestir leurs savoir-faire dans un autre contexte, valider l'acquisition des compétences ? Une évaluation sommative est donc nécessaire sur la base des objectifs précisés en début de séquence.

BON À SAVOIR

Élément indispensable d'une démarche pédagogique cohérente, l'évaluation ne doit pas être assimilée à la seule notation. Elle se situe à trois endroits stratégiques de la progression :
- l'évaluation initiale est une sorte de diagnostic préalable, nécessaire pour évaluer les pré-acquis et repérer les besoins ;
- l'évaluation formative accompagne les séquences d'apprentissage, permet aux élèves de s'auto-évaluer et au professeur de réajuster éventuellement ses objectifs ;
- l'évaluation sommative permet de vérifier si l'objectif a été atteint et si les compétences visées sont maîtrisées (▶ fiche 17).

UNE FICHE DE PRÉPARATION

L'objectif est l'élaboration d'une progression détaillée de chaque séquence qui sera le point de départ de la phase de préparation de vos cours. Le découpage et l'organisation précise de chaque séance de cours s'effectueront dans un second temps (▶ fiche 8).

Ce document vous servira de base de travail pour la construction de vos cours :

- il doit être synthétique et récapituler les informations essentielles de la séquence ;
- il permettra de déterminer le nombre de séances nécessaires – et donc la durée réelle de la séquence.

EN PRATIQUE

EXTRAIT DU *BO* n° 6, PROGRAMME DE PHYSIQUE-CHIMIE/3e

Constituants de l'atome : noyau et électrons.

Les atomes et les molécules sont électriquement neutres ; l'électron et les ions sont chargés électriquement.

Comparer les ordres de grandeur des dimensions du noyau de l'atome.

Étude d'un texte historique sur l'atome [B2i]

Étude de documents (textes ou documents multimédia) illustrant la structure microscopique de matériaux dont en particulier les images obtenues par microscopie électronique.

PLAN DE PRÉPARATION DE SÉQUENCE

OBJECTIF GÉNÉRAL : DÉCOUVRIR LA NATURE DU COURANT ÉLECTRIQUE			CONNAISSANCES, CAPACITÉS, COMPÉTENCES			
Objectifs intermédiaires	Prérequis	Activités professeur/élèves Consignes à donner	Documents profs ou élèves	Production attendue des élèves Exploitation des travaux	Supports, moyens	Durée
Qui a découvert la structure des atomes ?	Modèle atomique de 4e : la sphère	Enquête policière avec Blake et Mortimer. À partir d'un courrier, ils recherchent qui étaient Thomson et Rutherford, leurs liens et leurs découvertes.	Mon site Internet Courrier de Philip Blake	Fiche de présentation des deux personnages (textes et images) éditée par les élèves	Salle multimédia Openoffice, Firefox	1,5
Comment représenter un atome finalement ?	Noyau positif et électron négatif	Mettre en commun des fiches et production à l'oral d'une synthèse collective [en ligne sur mon système de wiki] Déterminer la constitution de quelques atomes simples issus du tableau périodique	Schémas des modèles atomiques de Thomson et de Rutherford Tableau périodique	Légende des schémas Étude de quelques atomes simples	Utilisation du wiki installé sur mon site Fiche de schémas	1,5

Décomposition de l'objectif principal en plusieurs sous-objectifs intermédiaires.

Rappel des pré-requis nécessaires pour aborder l'objectif intermédiaire.

Liste de vos activités (avec le plus détails si possible) et de celles de vos élèves.

Documents nécessaires pour assurer le bon déroulement de vos activités.

Travail demandé à vos élèves lors de vos activités.

Supports utilisés pendant vos activités.

Ce tableau synoptique peut synthétiser le fruit de votre réflexion. La forme de votre tableau, le titre des rubriques, restent à définir en fonction de votre discipline et de votre propre façon d'aborder l'organisation de votre année. Pour construire votre séquence, essayez de détailler, de décomposer en objectifs intermédiaires les grandes notions évoquées dans votre progression.

- *Objectif*: quel est l'objectif de la séance? Rédigez l'objectif pour qu'il soit conforme aux textes officiels, mais aussi compréhensible pour votre auditoire.

- *Séance*: précisez le numéro et le titre de la séance, cela vous aidera dans la gestion de vos documents et apportera aussi de la clarté pour vos élèves.

- *Activités*: énumérez les activités possibles au cours de la séance.

- *Supports*: indiquez les supports mis en œuvre (manuel, ordinateur, vidéoprojecteur…).

- *Documents*: listez les documents susceptibles d'être exploités au cours de la séance (fiche de TP, site Internet, image d'un livre, extrait musical…).

Ce document de travail est destiné à être annoté, modifié au gré des lectures, de votre réflexion, du recul qu'il faut parfois prendre ou des conseils des collègues de la discipline. Utilisez peut-être le support informatique lorsque vous commencez à avoir quelque chose de solide, les modifications seront ainsi plus faciles à saisir.

BON À SAVOIR

N'oubliez pas: pour les séquences, pensez également aux compétences transversales développées pendant toute la séquence (ce travail correspond peut-être à un projet d'équipe par rapport aux compétences). On peut ensuite détailler et enrichir davantage ce type de documents dans un second temps pour qu'il devienne un véritable planning prévisionnel détaillé de votre année d'enseignement.

Vous avez désormais des outils pour réussir à planifier le mieux possible vos séquences de cours : une progression claire pour vous et des objectifs précis pour vos élèves. Gardez en mémoire que c'est un outil de travail qui sera en perpétuelle évolution au gré des événements de l'année.

Trouver des informations pertinentes

Ça coule de source

Les grandes lignes de votre progression sont établies, les objectifs des séquences de cours sont assez clairs et en accord avec les instructions officielles. Reste ensuite à compléter cette recherche, à trouver des informations précises, des pistes pour matérialiser ce contenu disciplinaire. Pour votre documentation personnelle comme pour l'élaboration de vos séances de cours, vous devez trouver des informations pertinentes et fiables. Vos cours également ont besoin d'être illustrés. À vous de savoir chercher et trouver !

LES MANUELS

Conforme au programme d'une discipline pour un niveau donné, le manuel scolaire propose un enseignement en général structuré en séquences, obéissant à une certaine progression. Chaque séquence rassemble tous les éléments utiles à la poursuite des objectifs définis par les instructions officielles et constitue une leçon.

BON À SAVOIR

Conçus et rédigés par des équipes d'auteurs rassemblant spécialistes de la discipline, enseignants de terrain, et cadres du ministère de l'Éducation nationale (inspecteurs, conseillers pédagogiques), les livres scolaires demandent de la réflexion, du travail et du temps (d'écriture, de recherche, de réalisation, de tests, de réécriture, de relectures…). Le code de l'éducation fixe d'ailleurs à 12 mois - en principe - le délai nécessaire entre la date de publication des programmes et la date de leur application en classe.

Les manuels proposent un ensemble d'éléments (textes, dessins, images, documents, exercices, activités…) organisés et progressifs sur lesquels les enseignants peuvent s'appuyer pour faire cours, en permettant aux élèves de conserver une trace écrite de qualité de ce qu'ils doivent savoir et savoir faire.

BON À SAVOIR

Les logiciels libres ont ouvert la voie et dans leur sillage on ne compte plus les initiatives qui s'en inspirent.

Sésamath est une association de professeurs de mathématiques qui propose un manuel scolaire libre pour les collégiens (http://manuel.sesamath. net/). Réalisé avec OpenOffice.org et placé sous licence libre, il est le fruit d'un travail bénévole et collaboratif. Vous le trouverez non seulement en ligne dans son intégralité et accompagné d'un site de l'enseignant offrant de nombreux compléments (animations, fichiers…), mais également sous la forme d'un « vrai » livre en partenariat avec un éditeur.

LES PERSONNES

Des personnes ressources sont à votre disposition pour vous fournir des informations et des renseignements sur votre discipline. Dans votre académie, au sein de votre établissement, elles sont disponibles pour vous conseiller, répondre à vos questions et veiller à ce que vous preniez un bon départ.

BON À SAVOIR

Dans chaque académie, pour chaque discipline, des personnes sont chargées de mettre en commun, valoriser et faire connaître les expériences académiques et les pratiques, de proposer des actions (innovation, expérimentation), d'assurer la prise en compte des orientations nationales et d'animer le service d'information sur Internet. N'hésitez pas à prendre contact avec elles et connaître les coordonnées de la personne ressource de votre région.

Vos collègues sont bien entendu des interlocuteurs privilégiés pour répondre à vos questions. Dans votre discipline, il existe peut-être dans votre établissement des documents consultables, des bases de données des évaluations données par vos prédécesseurs et archivées au centre de documentation et d'information (CDI). Renseignez-vous.

LES LIEUX DÉDIÉS

Votre CDI est un lieu incontournable de collecte d'informations. À votre disposition, l'ensemble des ouvrages accessibles aux élèves. Vous pouvez faire un rapide inventaire des ressources liées à votre discipline par le biais du logiciel de recherche documentaire. Exploiter ces documents pour vos cours donnera une petite valeur ajoutée car vos élèves pourront ensuite consulter vos sources et compléter ainsi leur réflexion.

* Pour consulter, emprunter ou acheter des outils d'enseignement pour la classe sur tous supports ; des revues, des ouvrages de réflexion spécialisés sur l'activité pédagogique et le système éducatif, des manuels scolaires ; de la documentation administrative sur la réglementation, les programmes, les examens et les concours.
* Pour avoir accès à des données documentaires organisées (bases de données, bibliographies, etc.).
* Pour s'informer et être conseillé sur les centres de documentation des collèges et lycées (CDI), l'utilisation en classe des outils vidéo, télévisuels, informatiques et multimédias, l'exploitation pédagogique des ressources d'Internet, la réalisation de projets éducatifs divers.

Le réseau national, composé du Centre national de documentation pédagogique (CNDP), des 31 centres régionaux et de leurs centres départementaux et locaux, a pris en 2002 l'appellation de Scérén (Services culture, éditions, ressources pour l'Éducation nationale). C'est une référence en termes de ressource documentaire et vous avez, à proximité de chez vous, un centre départemental qui peut vous aider dans vos recherches. Une vite s'impose pour bien débuter. Le lien est : http://www.cndp.fr/accueil.htm.

" *Mes collègues et moi-même recevons, dans le cadre de nos missions, de nombreux jeunes enseignants qui sont très souvent à la recherche de séquences pédagogiques, fichiers ou tout autre support de cours pouvant être directement applicable dans leur classe.*

Ainsi, nous répondons de plus en plus souvent à des enseignants relativement démunis face à l'hétérogénéité d'une classe, devant faire face à des responsabilités (direction d'école par exemple) dès leur premier poste ou encore devant enseigner dans plusieurs niveaux.

Pour les aider au mieux, nous disposons d'outils documentaires : jeux, fichiers, bilans d'évaluation… qui permettent – dans le cadre d'une remédiation par exemple – d'individualiser l'accompagnement éducatif. Grâce à la qualité des publications et de nos offres documentaires, nous parvenons à leur donner les pistes d'investigation qui peuvent leur faire défaut.

Notre spécificité réside essentiellement dans le fait que nous proposons une large gamme de documents, tous supports confondus, de la maternelle au lycée, et également pour les établissements spécialisés. Des documents sur DVD ou CD-ROM permettent des constructions de cours autour d'un thème de façon précise, fiable et rapide.

À titre d'exemple, nous avons reçu en début d'année scolaire un enseignant de collège, section Segpa. Il recherchait des documents adaptés au niveau de ses élèves tout en respectant leurs âges. Nous avons pu faire une sélection de fichiers en mathématiques et français, documents favorisant une adaptation à la diversité du public des classes et permettant une utilisation souple d'enseignement (cours, études dirigées). Ces fichiers proposaient en outre un dispositif de gestion et d'évaluation des performances qui allaient permettre à l'enseignant d'obtenir une vision rapide des compétences de chaque élève. »

Régine, personnel des bibliothèques et de la médiathèque au CDDP.

SUR LE WEB

Si l'on peut tout trouver sur Internet, il est également facile de perdre une heure à chercher une information parfois banale. Sélectionnez les mots clés qui décrivent le mieux votre sujet.

BON À SAVOIR

Évitez de reprendre à votre compte des séances de cours toutes faites trouvées sur Internet. Elles ont été élaborées dans un contexte particulier, avec des exigences et des conditions particulières, probablement différentes des vôtres.

Les moteurs de recherche sont devenus la première porte d'accès sur le Web. Ils sont nombreux, chacun d'eux offrant des fonctionnalités différentes. Distinguez bien les annuaires et les moteurs de recherche (on a tendance à utiliser machinalement le moteur installé par défaut).

- Un *annuaire* est un site web qui propose une liste classée de sites Internet. Contrairement aux moteurs de recherche la classification dans les annuaires est réalisée par des professionnels. Un annuaire peut être généraliste, thématique ou géographique :
  - http://fr.dir.yahoo.com/ est par exemple un annuaire généraliste.
- Les *moteurs de recherche* sont des logiciels qui vont chercher des ressources sur Internet. Les moteurs peuvent être généralistes ou spécialisés. À partir d'un ou plusieurs mots clés, le moteur de recherche va balayer plusieurs millions de sites pour trouver ceux contenant ces mots. Quelques moteurs :
  - Altavista : http://fr.altavista.com ;
  - Google : http://www.google.com/intl/fr ;
  - MSN : http://www.live.com ;
  - Yahoo : http://fr.yahoo.com/
  - Kartoo : http://www.kartoo.com.
- les *méta-moteurs* vont parcourir les différents moteurs et annuaires pour vous proposer une liste de sites. Citons parmi eux :
  - Ixquick (http://www.ixquick.com/fra/) ;
  - Exalead (http://www.exalead.fr).

Il faut ensuite trier les sites et ne sélectionner que les plus intéressants. Évaluez, dans un premier temps, par un parcours rapide la qualité du site :
  - son contenu : qualité, précision et mise à jour de l'information. Le texte est-il de bonne qualité ? Peut-on vérifier l'information ? Le

sujet est-il traité dans son ensemble ? Le contenu est-il mis à jour régulièrement ? Y a-t-il une bibliographie ?

– l'identité de l'auteur : crédibilité, fiabilité. Qui est l'éditeur du site ? A-t-on des renseignements sur son identité ? Présence d'un lien vers une adresse électronique pour communiquer ?

Le site vous semble plutôt fiable à la première lecture et les informations intéressantes. Les signets (favoris sous Internet Explorer et marque-pages sous Mozilla Firefox) permettent de mémoriser dans votre navigateur les adresses de vos pages consultées régulièrement et ainsi d'y retourner rapidement sans qu'il soit nécessaire de s'en souvenir et de les réécrire.

Vous pouvez ensuite organiser vos signets en fonction de vos centres d'intérêt. Par exemple :

– par thèmes (droit, éducation, formation, économie, société, culture…) ;
– par localisation des sites (sites étrangers, Union européenne, sites nationaux, sites académiques…) ;
– par types de sites (outils de recherche, sites portails, sites institutionnels, sites pédagogiques, presse en ligne…) ;
– par types de documents (études, textes réglementaires, dossiers, articles de presse, dictionnaires…).

BON À SAVOIR

Il existe bien sûr une multitude de sites Internet référencés pour votre discipline. Sachez faire la sélection entre les références actuelles et celles qui n'ont plus lieu d'être (périmées, obsolètes, mais toujours en ligne). Vous trouverez des informations certainement très utiles, mais ne prenez pas tout ce qui est mis en ligne comme fiable. Elles peuvent néanmoins être un point de départ ou une source d'inspiration.

Vous avez donc à votre disposition une multitude de moyens pour trouver des renseignements et préparer au mieux vos cours. Sachez sélectionner le plus adapté pour construire ou illustrer vos séances.

Pimenter le déroulement
de ses séances

Un peu de magie, et vos idées ont du génie

Vous avez élaboré une trame de déroulement de séquence. Votre calendrier paraît plutôt tenir la route et des compétences exigibles sont clairement mises en évidence. Cette belle harmonie vous satisfait, mais va-t-elle séduire vos élèves ? Comment assurer leur adhésion ? Pour lever les foules, brisez la routine. Voici quelques pistes à explorer…

SUSCITER L'INTÉRÊT

Vos séances ne pourront se dérouler de façon satisfaisante sans la participation active de toute la classe. Évitez les documents trop ardus, et autres fiches de travail sans intérêt… Soyez créatif, inventez des histoires, des situations qui vont susciter leur curiosité !

Une situation originale

Lors de la préparation de votre séquence, prenez le temps de réfléchir, de trouver une approche originale qui permettra aux élèves de se mettre immédiatement en situation d'apprendre. Il peut s'agir de l'écriture d'un scénario, mystérieux ou ludique, dans lequel l'élève va être acteur, ou encore d'une situation concrète qui va mettre les élèves immédiatement dans une démarche de participation et d'apprentissage.

Tout va dépendre de la nature de la séquence que vous envisagez :

- vous pouvez exploiter un lieu original pour présenter une activité particulière, un jeu pour lancer une séance spécifique ;

changer de local peut conditionner différemment vos élèves. Par exemple, préparer une séance de français dans la salle de théâtre voisine pour les faire travailler sur l'élocution ;

– lorsqu'il s'agit de découvrir quelque chose, une situation d'enquête, d'énigme, de défi peut permettre à vos élèves de bien cerner la problématique, l'intérêt de la séquence. Un exemple de défi : 20 semaines pour lancer une fusée à eau le plus haut possible dans le cadre d'un itinéraire de découverte (IDD). Pour faire découvrir le CDI aux élèves du collège, pourquoi ne pas organiser une chasse au trésor pour trouver un livre mystérieux ? La recherche, les indices, les énigmes : tous les éléments pour leur faire découvrir les principes de la recherche documentaire, mais de façon ludique ;

– la création d'un personnage qui va interpeller l'élève par rapport à une situation problème, peut aussi le faire plus facilement entrer dans la démarche du projet : le professeur Decodus vous explique le principe de la numérotation maya.

Mettre votre créativité débordante au service de la pédagogie va donc participer à la conception de séances originales pour les élèves, et rompre avec le classicisme ambiant. Cela va apporter une petite touche personnelle, une valeur ajoutée à votre enseignement. Les supports de cours que vous élaborerez ensuite pour les élèves seront probablement plus originaux et attrayants, pour rester en accord avec votre thème.

Problèmes et tâches

Les situations de résolution de problèmes sont souvent l'occasion pour vous d'identifier les acquis que sont en mesure de mobiliser vos élèves. Mais elles présentent aussi un tout autre intérêt. Une situation qui intrigue vos élèves, une énigme qui les trouble vont être des facteurs de motivation supplémentaire. Les pistes de réponses, les stratégies vont alors se mettre en place naturellement. Allez les chercher sur leur terrain, vous y gagnerez !

BON À SAVOIR

Il y a « tâche » dans la mesure où l'action est le fait d'un élève qui y mobilise stratégiquement les compétences dont il dispose en vue de parvenir à un résultat déterminé. Une tâche complexe à réaliser donne du sens à l'apprentissage. Un élève pourrait avoir pour tâche, par exemple, de « se présenter à son correspondant étranger en utilisant une webcam ». Sur plusieurs séances, à lui de réinvestir ses connaissances, de mettre en œuvre ses compétences pour réussir sa mission.

UN FIL CONDUCTEUR

Lorsque vous allez construire votre séquence, il peut être extrêmement intéressant pour vous et vos élèves de trouver une trame commune à toute votre séquence. Du point de vue pédagogique, trouver un fil conducteur pour les séances va permettre d'assurer une cohérence optimale, pour peu que ce scénario soit bien choisi. De plus, l'idée de scénariser vos séquences va vous obliger à évoluer dans un cadre avec un début, une fin, des objectifs, soit, au final, la garantie supplémentaire d'une réflexion de qualité !

Une histoire, un personnage

Votre personnage peut devenir récurrent et être une interface pour entrer en communication avec des élèves parfois rétifs à la discipline ou au chapitre.

EN PRATIQUE

Dans l'exemple ci-dessous, il s'agit, au travers de courriers, de plonger les élèves dans une enquête policière avec Blake et Mortimer.

Londres, décembre 1947. Ce jour-là, Mortimer avait rendez-vous avec un scientifique très connu. Mais, il n'est pas venu au rendez-vous…

Cher Francis,

Je suis impatient de visiter cette exposition sur la découverte de l'électron, qui sera l'occasion de rendre hommage aux principaux scientifiques ayant participé à la découverte des choses de l'infiniment petit et percé les secrets de la matière. Les travaux de recherches de J.J. Thomson et E. Rutherford seront notamment mis à l'honneur. Cela sera également l'occasion pour moi de rencontrer tous mes collègues scientifiques et de faire le point des recherches sur le développement en électronique.

Je suis impatient de te revoir.

Philip

Les élèves vont donc effectuer des recherches, produire des documents pour aider Philip Mortimer. L'échange s'effectue uniquement par courrier. Le contenu du prochain courrier pourra alors dépendre des éléments réellement découverts par la classe lors de la séance.

Chers amis,

Je dois savoir ce qui se passe afin de retrouver au plus vite mon ami Philip Mortimer. Dans un premier temps, je souhaite trouver des informations sur les deux personnages cités par le professeur Mortimer dans sa lettre : J.J. Thomson et E. Rutherford. J'ai identifié les deux personnages par des photos, mais je ne sais pas encore ce qu'ils ont fait pour être célèbres. Pouvez-vous, s'il vous plaît, faire quelques recherches. Cela m'aidera à comprendre. Je sais déjà que leurs découvertes comptent parmi les plus importantes du XXe siècle.

Merci d'avance.

Capitaine Francis Blake, MI5

PS : un certain Dalton est également cité.

Si les élèves adhèrent bien au scénario, pourquoi ne pas intégrer des messages en anglais avec le collègue de LV2 et mettre en œuvre des compétences permettant de valider le niveau A2 ? Valider des compétences du brevet informatique et Internet est une opportunité à saisir lors de l'édition des courriers de réponse à Mortimer !

Créer du lien

Le scénario va assurer ainsi le lien entre vos séances : la mise en scène, l'implication des différents acteurs (les élèves, vous, les personnages), les rebondissements, le point sur l'enquête, les résultats de la démarche d'investigation, le rappel de l'épisode précédent, les synthèses… sont autant de points qui vont permettre naturellement de faire du lien, des rappels dans différents moments d'une séance ou entre plusieurs séances.

BON À SAVOIR

Une référence ultérieure au problème (plus tard dans l'année) permettra à l'élève de se souvenir plus facilement de la notion et de l'objectif de la séquence. Et pourquoi ne pas réutiliser le support, un personnage pour rebondir sur une autre notion si vous vous êtes aperçu du succès et de l'intérêt des élèves ? Attention cependant à ne pas tomber dans l'excès inverse en reproduisant toujours le même principe. Vous auriez alors l'effet contraire.

LES RÔLES DE CHACUN

Élève acteur

Votre séquence peut avoir un bon scénario, mais il est essentiel aussi de bien définir les rôles de chacun. Ne vous trompez donc pas dans le casting !

Impliquer un élève dans une histoire, le mettre dans une situation particulière, provoquer un échange avec un personnage va favoriser son intérêt et son investissement. Pour cela, imaginez un scénario pédagogique dans lequel vos élèves sont les acteurs de leur savoir. Confiez-leur des missions, des responsabilités !

Votre second rôle

Vous accompagnez l'élève dans sa propre aventure (vous êtes devenu, le temps d'une séance, le fidèle ami de leur héros préféré). Au gré des séquences, redéfinissez votre rôle d'enseignant : assistant, animateur, personne ressource, observateur, évaluateur. Réfléchissez et choisissez une situation qui va vous permettre de répondre au mieux aux objectifs que vous avez fixés.

Cela vous permet aussi d'enrichir votre panel d'action et de renouveler vos pratiques pédagogiques. L'échange avec vos élèves est d'une autre nature que dans une situation frontale où vous êtes considéré comme l'unique détenteur du savoir.

Cette démarche de projet oblige à un joli exercice d'équilibre entre deux logiques : le suivi du déroulement pédagogique, d'une part, et l'envie de finaliser le projet, d'autre part. Or le projet n'est pas une fin en soi, c'est simplement un détour, un prétexte pour confronter les élèves à des obstacles et provoquer des situations d'apprentissage.

BON À SAVOIR

S'il devient un vrai projet, sa réussite peut devenir un enjeu trop fort. Or il ne faut surtout pas privilégier le scénario au détriment des objectifs de la séquence : l'élève est alors dans une histoire trop complexe, et finalement ne tire que très peu de bénéfices en termes d'apprentissage ou d'acquisition de compétences. Gardez l'essentiel en vue et l'ordre des priorités. Le scénario est au service de la séquence. Et non l'inverse !

Un brin d'imagination, un fil rouge, des personnages, un décor ou une situation intéressante feront de vous un producteur à grand succès. Faites appel à votre créativité. Utilisez votre talent et révélez celui de vos élèves.

De la séquence à la séance

T'as un bon plan?

Votre séquence est maintenant clairement couchée sur papier. Vous avez des idées précises sur les objectifs et un scénario crédible et cohérent pour que tout s'enchaîne correctement. Vous allez devoir passer à l'étape suivante : préparer rigoureusement toutes vos séances de cours est la phase ultime avant l'élaboration des documents proprement dits.

OBJECTIF PRÉCIS

Vous avez déjà élaboré une progression détaillée décrivant le déroulement de votre séquence (▶ fiche 4). Elle met en évidence votre démarche pédagogique et indique un planning de séances. Reste donc à préciser, pour chaque séance, les modalités exactes, le découpage précis, la gestion du temps, votre rôle, le travail attendu et les productions des élèves. Il sera ensuite temps d'envisager le choix des supports et la réalisation des documents nécessaires.

Partir de la fiche séquence

Préparer un cours est un travail exigeant, qui demande attention et rigueur. Dans un premier temps, souvenez-vous que votre séance se situe dans un ensemble plus large : la séquence. Vous aviez alors déjà repéré les notions essentielles, formulé des objectifs opérationnels et proposé des éléments de contenu pour chaque séance.

- Limitez volontairement les objectifs que vous ciblez à deux ou trois, significatifs pour les élèves.

- Le début de séance est primordial pour vous, mais surtout pour vos élèves. Il est donc essentiel de ne pas passer à côté de ce moment.
- Reliez l'objectif de la séance à une séquence et une progression.
- Faites le lien avec la séance précédente, réactivez les connaissances des élèves, pensez à montrer la cohérence de votre progression et donc assurez une meilleure attention et participation aux futures activités.

BON À SAVOIR

Ne soyez pas trop ambitieux : laissez aux élèves le temps nécessaire pour comprendre et travailler. Le déroulement du cours peut parfois ne pas vous permettre de suivre exactement votre fiche : avec le temps, vous apprendrez à mieux connaître les possibilités de vos élèves, mais cette préparation rigoureuse vous aidera dans tous les cas à maîtriser votre enseignement. Travaillez à plusieurs et soumettez vos travaux à des collègues.

Organisez vos idées

La première partie de votre préparation a consisté à rassembler ce qui concerne le programme, les objectifs et le contenu (▶ fiche 4). Pour cela, vous avez déterminé le point du programme à étudier, rédigé les objectifs (c'est-à-dire formulé le plus précisément possible ce que vous souhaitez que les élèves aient appris, compris, produit ou appliqué à la fin du cours). Les compétences sont clairement établies.

Afin de représenter le mieux possible votre pensée et faire évoluer votre projet d'élaboration, vous pouvez utiliser la technique des schémas heuristiques. Cela va permettre de revoir, compléter, enrichir, nuancer les propos rédigés précédemment.

BON À SAVOIR

Les cartes mentales[1] ou heuristiques permettent d'organiser les idées individuelles ou collectives en les représentant dans l'espace sous forme d'arborescences. Cette façon de visualiser les idées et de mettre en évidence les liens entre elles ou leur organisation est plus proche de notre façon de penser que les modes linéaires. Cet outil peut vous faciliter la tâche dans un premier temps et devenir ensuite une méthode originale de présentation de votre séance.

EN PRATIQUE

EXEMPLE D'ÉBAUCHE DE CONSTRUCTION DE SÉANCE RÉALISÉ SOUS LOGICIEL FREEMIND (LOGICIEL LIBRE ET GRATUIT DE MIND MAPPING)

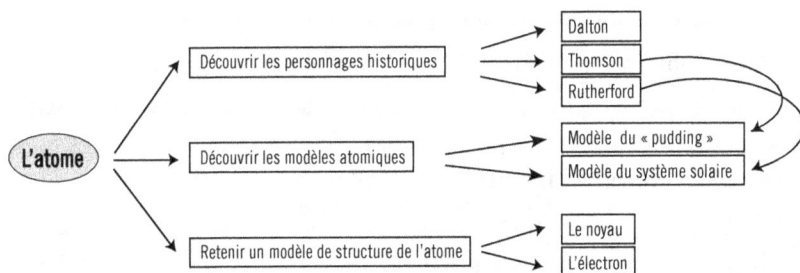

Grâce à cet outil (http://freemind.sourceforge.net/wiki/index.php/Main_Page), vous pouvez réfléchir sur les objectifs de votre séance, produire un document évolutif, visuel. Ce document peut être complété, modifié, étendu à volonté. Il peut aussi servir de support de présentation à vos élèves.

LES DIFFÉRENTES ÉTAPES

Afin de préparer au mieux vos séances de cours, phase ultime avant la conception de vos documents de cours (▶ parties 2 et 3 du livre),

---

1. Tony Buzan, *Mind map – Dessine-moi l'intelligence*, Éditions d'Organisation, 2003.

vous allez vous appuyer dans un premier temps sur votre fiche de préparation de séquence (▶ fiche 4). Vous aviez alors défini des objectifs précis, des étapes nécessaires au bon déroulement de votre séquence. La gestion du temps, des moyens était encore indicative. Voici quelques petites pistes supplémentaires de bon sens pour l'élaboration de votre séance.

• Vous pouvez partir des représentations initiales de vos élèves : poser des questions, reformuler les réponses, faire discuter, réaliser des exercices par petits groupes, faire un bilan. À partir de là, identifiez les difficultés et les obstacles liés à l'apprentissage à réaliser, imaginez des solutions pour les faire dépasser par vos élèves.

• Présentez les objectifs à atteindre : informez vos élèves sur ce qui va être fait, sur les obstacles qui vont être rencontrés. Orientez leur activité. Clarifiez ce que l'on veut leur faire acquérir. Précisez les repères pour une évaluation efficace.

• Pensez également à rendre vos élèves les plus actifs possible – voire acteurs (leur faire imaginer des hypothèses et des dispositifs expérimentaux pour les tester, par exemple). Faites produire par les élèves, avec élaboration individuelle ou collective, des schémas explicatifs, des comptes rendus, des panneaux. Créez des situations pour aider à apprendre : réaliser des productions, prendre des notes, observer, analyser, expérimenter, réutiliser, s'entraîner… Variez les supports et adaptez vos activités.

• Pour le déroulement, donnez-vous un cadre chronologique et prévoyez de la façon la plus précise ce qui va se passer, les consignes à donner, le temps pour chaque phase de l'activité. Prévoyez également les recours, les recadrages, les approfondissements qu'il conviendra d'apporter afin de structurer la séance. Assurez-vous de la compréhension de chacun des élèves au fur et à mesure du déroulement.

• La gestion de la fin de séance doit aussi être préparée sérieusement et il vous faut donc réserver un temps spécifique pour cela. L'improvisation en fin de séance va laisser une impression négative, malgré le bon travail fait en amont. Les consignes de travail personnel, de ce qu'il faut retenir, des exercices à faire, des perspectives de la séance prochaine : tant d'éléments obligatoires pour assurer la cohérence de votre enseignement…

UNE FICHE DE DÉROULEMENT

La fiche de déroulement de séance est un document qui prévoit avec une grande précision vos activités et celles des élèves. Il est essentiel de compléter ce document de façon très rigoureuse pour organiser au mieux vos séances.

Il faut également réfléchir à l'organisation matérielle de votre séance et aux moyens envisagés pour atteindre votre but. Pour cela, inscrivez les différentes étapes du cours et définissez les activités que vous allez proposer. N'oubliez pas de donner à chaque étape une durée souhaitable et d'indiquer de quelle façon vous prévoyez d'utiliser les supports d'enseignement.

La rédaction de cette fiche permet de rassembler sur un même document toutes les informations. Elle permet de prévoir les activités des élèves, les apports, les moyens et supports nécessaires. Votre fiche pédagogique a pour fonction d'être un « tableau de bord », un guide de l'action et ensuite un outil d'évaluation du déroulement du cours.

Vous pouvez porter sur cette fiche les éléments n'ayant pas donné satisfaction lors du déroulement de la séance. La rubrique observations permet de noter toutes les informations en cours de déroulement, ce qui a été plus rapide ou plus long que prévu, ce qui a été particulièrement bien adapté aux élèves, afin de pouvoir la modifier dans le futur et la réexploiter ultérieurement.

BON À SAVOIR

Une relecture minutieuse de votre fiche de déroulement vous permettra de vérifier une dernière fois la cohérence de la séance. Par la même occasion, assurez-vous de la disponibilité du matériel éventuel, et que vos supports et vos documents nécessaires soient tous prêts et dans votre sac. Cela évitera du même coup toute mauvaise surprise ou improvisation de dernière minute !

EN PRATIQUE

MODÈLE DE FICHE DE DÉROULEMENT DE SÉANCE

Fiche de déroulement de séance		Thème ou Chapitre	
Classe :	Séance n° : Semaine : Date :	Durée prévue : Durée réelle :	Salle :

Objectif de la séance	
Prérequis	

Phase	Contenu	Activité prévue professeur	Activité prévue élève	Durée	Documents	Matériel	Observations
Accueil, Mise en situation							
Présentation des objectifs							
Prérequis Rappels							
Démarche Activités							
Guidage Aide							
Synthèse Bilan							
Évaluation Remédiation							
Fin de séance							

Auto-évaluation de la séance	
Modifications à apporter	

Étape essentielle dans votre travail de préparation, la fiche de séance sera l'outil de liaison entre la progression annuelle et les supports nécessaires au bon déroulement de vos cours. À vous d'être à la fois rigoureux et méthodique pour concevoir de véritables séances d'apprentissage pour vos élèves.

Travailler avec des collègues
L'addition, s'il vous plaît!

La réticence à ouvrir la porte d'un cours à un collègue est bien réelle. Le travail en équipe semble encore trop peu répandu, et le plus souvent ponctuel. Les obstacles cités sont nombreux, mais derrière ces raisons on peut soupçonner également des habitudes ancrées, la peur d'être jugé. Pourtant le travail en équipe est un foisonnement d'idées, une mine d'or!

RÉTICENCES ET EXIGENCES

L'évolution des pratiques (et des textes) ces dernières années en France, les expériences réussies dans les pays scandinaves, tout indique une incitation au travail d'équipe. C'est même un des moteurs de l'établissement. L'élaboration de projets pédagogiques favorise la coopération, l'échange, et les bénéfices sont présents pour tous.

Un frein, des obstacles

Si tout le monde est unanime sur les constats, travailler avec un collègue reste compliqué. Il est même souvent plus facile de travailler en équipe avec des collègues d'autres matières, par exemple :

- intervention de deux enseignants dans le cadre d'un itinéraire de découverte «endurance et performance», projet interdisciplinaire associant la SVT et l'EPS ;
- création d'un projet autour d'un conte écrit en cours de français par des élèves de sixième, puis enregistrement de la bande-son du spectacle par les élèves de quatrième avec l'aide du professeur de musique.

Pour expliquer ces freins, les raisons invoquées sont multiples : la nécessité de boucler votre programme, les emplois du temps difficilement compatibles, la progression qui pose problème, le temps et un lieu pour travailler ensemble qui font défaut, etc. Bref, ce n'est pas facile !

BON À SAVOIR

Les obstacles au travail en commun mentionnent la question du temps : manque de temps de concertation ou manque de coordination des emplois du temps. Les enseignants ne manquent pas de suggérer que le travail en commun ne peut être facilité et encouragé que par un aménagement des conditions matérielles de temps.

Une obligation

Pourtant les occasions sont fréquentes et les instructions officielles vous incitent de plus en plus à franchir le pas. La définition du socle commun au collège, comme la notion d'interdisciplinarité qui devient récurrente à tous les niveaux, doivent vous préparer à ouvrir votre porte, échanger vos idées et travailler ensemble.

Depuis déjà quelques années, les IDD au collège, les travaux personnels encadrés (TPE) et les projets pluridisciplinaires à caractère professionnel (PPCP) au lycée ont pour objectif de mettre en place une démarche interdisciplinaire. Les enseignants impliqués dans ces projets sont donc conduits à travailler en commun sur la mise en œuvre, les thèmes, leur problématique, la démarche et les modalités d'évaluation.

BON À SAVOIR

Le travail en commun des enseignants est encouragé par une réglementation qui rappelle régulièrement que « le professeur n'est jamais seul » et qu'au sein de la communauté scolaire « il est membre d'une ou de plusieurs équipes pédagogiques et éducatives ».
Extrait de « Mission du professeur exerçant en collège, en lycée d'enseignement général et technologique ou en lycée professionnel », circulaire n° 97-123 du 23 mai 1997 (*Bulletin officiel* n° 22 du 29 mai 1997).

En lycée comme au collège, vous devez prendre conscience et accepter le fait que le métier d'enseignant est en pleine mutation et va de plus en plus s'orienter vers l'échange et vers une dimension collective des contenus. Le travail d'équipe va devenir une priorité pour chaque établissement. Les occasions sont multiples :

- les compétences transversales : par exemple, définir un projet d'équipe autour des consignes. La compétence «savoir respecter les consignes» est présente dans le pilier 7 du socle commun sur l'autonomie. Chaque enseignant peut ensuite valider cette compétence transversale dans sa matière ;

- les thèmes de convergence : issus des textes officiels, les thèmes de convergence traitent de sujets essentiels pour les individus et la société comme la santé ou l'environnement et le développement durable. Ils doivent favoriser la pluridisciplinarité, et donc la collaboration entre enseignants ;

- décloisonnement : dans le cadre d'un travail en anglais en classe de première, l'équipe pédagogique de la discipline a décidé d'aborder trois compétences spécifiques : la traduction, la compréhension auditive et l'expression écrite. Les élèves des trois classes sont répartis en trois groupes de taille variable en fonction de leur niveau.

Tout incite donc à l'échange et à la coopération entre collègues. Vous êtes régulièrement sollicité pour travailler en équipe interdisciplinaire – entre classes de même niveau ou de niveaux différents – afin de construire avec vos collègues des actions et des projets coopératifs. Mais cet objectif exige de nouvelles et réelles compétences professionnelles dans le domaine de l'échange de pratiques et de partage de ressources entre enseignants.

Si votre établissement est plutôt timide dans ce genre d'initiatives, lancez quelques petits projets à votre portée et créez cette dynamique défaillante.

BON À SAVOIR

Les emplois du temps peuvent aussi favoriser le décloisonnement des classes avec la possibilité, par exemple, d'aligner sur un même créneau horaire les cours d'une même discipline pour trois classes. Deux professeurs avec l'aide de la documentaliste ont, par exemple, la responsabilité de la majorité des élèves et le professeur disponible se voit alors confier un petit groupe de quelques élèves des différentes classes. L'effectif réduit permet à cet enseignant de faire de la remédiation, du soutien spécifique. L'objectif est de faire un travail approfondi pour les groupes classe et de reprendre les bases pour les élèves en difficulté. Par contre, ce dispositif nécessite une progression cohérente sur la période de travail.

Un facteur motivant

Parmi les motivations personnelles qui conduisent les enseignants à travailler en commun, celle de « travailler de manière plus efficace » est citée prioritairement. Améliorer les pratiques professionnelles grâce aux échanges d'expériences et de savoir-faire avec les collègues, travailler davantage sous forme de conduite de projet, tel est bien le but ! Votre investissement dans le travail en commun aura de surcroît sûrement des conséquences positives sur les relations avec vos collègues et avec vos élèves.

UN TRAVAIL D'ÉQUIPE

Sachez donc saisir les occasions de travailler en groupe. Ainsi, les réunions de concertation sont des moments de décision en termes de projet d'établissement : ne les évitez pas sous prétexte d'avoir autre chose à faire de plus urgent !

Des interlocuteurs

Vous faites partie de celles et ceux pour qui échanger sur vos pratiques avec les collègues n'est pas un obstacle, mais au contraire un moyen d'évoluer. On remarque d'ailleurs souvent que les jeunes enseignants sont plus enclins, par leur formation, à entrer dans cette démarche. Mais comment rentrer dans cette démarche collective ? Qui contacter ?

- Souvent, l'entretien avec le chef d'établissement a permis de découvrir les principes généraux qui guident l'établissement ou votre discipline. N'hésitez donc pas à demander des explications supplémentaires sur le travail en équipe, les projets en cours, le cas échéant.

- Des collègues sont peut-être déjà impliqués dans des projets communs, et donc aptes à répondre à vos questions. S'il s'agit d'une nouvelle affectation, s'investir dans un tel projet peut être utile pour vous et facilitera votre intégration. Le documentaliste, le chef d'établissement sont des personnes relais pour ce genre d'initiatives.

La présence de projet interdisciplinaire, de travail collectif est souvent révélatrice de la dynamique de l'équipe pédagogique de l'établissement. L'échange avec les collègues peut être multiforme. Il peut s'agir d'un projet interne à votre collège (ou lycée) ou aussi bien d'une collaboration entre plusieurs établissements d'un même secteur géographique.

Des équipes dynamisées

Briser la routine qui règne dans votre établissement en rencontrant des personnes ayant les mêmes envies, des préoccupations semblables aux vôtres. Échanger, se voir n'est plus qu'une question de volonté. Dans ces situations se réunissent en général des personnes motivées, ouvertes aux échanges. Le climat est souvent cordial et le projet, fédérateur d'équipe. Réfléchir collectivement, produire ensemble favorise la cohésion des équipes pédagogiques.

Saisissez ces occasions, car elles sont un excellent moyen de progresser, d'échanger vos pratiques et de vous former au contact des autres. C'est valorisant pour vous d'apporter vos compétences et d'être reconnu par vos pairs. C'est aussi l'opportunité de créer un nouveau réseau de relations professionnelles – voire amicales.

Se réunir, échanger ses pratiques, c'est déjà un pas. Mais le travail en équipe prend tout son sens s'il débouche sur une production commune. Mener un projet d'équipe, de niveau, c'est un gain de temps (au final), un gage de qualité, des échanges d'idées souvent pertinentes et des visions différentes mais souvent complémentaires.

- Les prétextes sont fréquents : réunion de réseau, rencontre entre enseignants de votre discipline, concertation avec les collègues.
- Les sujets sont multiples : confronter les pratiques, échanger vos retours d'expériences, monter un nouvel itinéraire de découverte, etc. Travailler sur les modes d'évaluation par compétences, réfléchir sur l'intégration des technologies d'information et de communication pour l'éducation (TICE) dans sa propre discipline, voilà des projets mobilisateurs et qui favorisent l'échange entre collègues et entre établissements.
- Les sites Internet et les forums spécialisés vous permettent également d'échanger en équipe.

BON À SAVOIR

Travailler en équipe ou avec des collègues plus expérimentés peut s'avérer particulièrement utile. Pourquoi ne pas envisager une trame de progression commune qui permettra ensuite de mutualiser vos travaux, vos séances de cours, de programmer des évaluations communes avec un collègue (même d'un autre établissement). Cet échange garantira une qualité de production.

DES PISTES

Votre motivation est grande et vous avez des collègues eux aussi fortement mobilisés ? Ce n'est malheureusement pas toujours suffisant pour permettre un travail en équipe efficace. Un certain nombre de conditions doivent être réunies pour favoriser l'échange et l'élaboration de projets collectifs. Vous aurez en effet besoin :

- d'un emploi du temps aménagé avec des plages horaires disponibles et communes ;
- de locaux disponibles pouvant être affectés à ce travail commun (la salle des professeurs n'est peut-être pas le meilleur endroit pour échanger et bâtir des projets…) ;

– d'outils de communication adaptés et performants. Pour cela, la technologie met à votre disposition des outils d'échange : courrier électronique, liste de diffusion, environnement numérique de travail, forum…

BON À SAVOIR

Coordonner un travail de groupe avec les collègues ne s'improvise pas. Dans un premier temps, prenez des responsabilités : professeur principal, responsable de niveau… Ces fonctions vous familiarisent déjà avec l'animation et le travail en équipe.

Vous voilà convaincu de l'intérêt et de la richesse du travail en équipe. Alors, oubliez les réticences, levez les obstacles, prenez des initiatives : devenez un modèle de coopération !

Organiser ses supports personnels

Affaires classées

Avant de se précipiter dans la rédaction de vos fiches de cours, prenez le temps de réfléchir sur votre propre organisation matérielle. Comment allez-vous gérer au quotidien les documents élaborés ? Comment archiver la masse de documents produits au cours de l'année ? Des classeurs de fiches dans votre cartable ? Une petite clé USB ? À vous de choisir la solution la plus pertinente en fonction de vos besoins et de ceux de vos élèves. Votre fiche de déroulement de séance, votre progression de séquence, les documents élèves nécessaires, votre document prof, les corrigés d'exercices… : voilà la panoplie obligatoire du professeur organisé que vous êtes.

LA GESTION DE VOS DOCUMENTS

Un archivage efficace

La grande majorité des documents que vous allez élaborer pour vos élèves seront des documents à support papier. Mais, il existe des alternatives. Vous devez, dans un premier temps, prendre le temps de réfléchir aux différents types de support de production (et de diffusion) que vous serez à même d'utiliser : êtes-vous plutôt un adepte du crayon-papier ou un accro du clavier-souris ? Vos choix vont conditionner l'organisation, le classement de vos documents et indirectement l'accès et la consultation par vos élèves.

Au fil du déroulement de votre année, les documents vont vite s'empiler si vous n'avez pas, en début d'année, choisi un mode de classement adapté à votre façon de travailler. Il n'y a pas de solution miracle : il vous faut simplement adopter un système qui vous permet d'archiver, classer, retrouver tous vos documents. Une visite d'inspection, un travail avec un collègue, le besoin de consulter, de modifier une partie de vos fiches devenue obsolète… les occasions sont multiples. Rendre vos documents accessibles et aisément consultables est une vraie nécessité.

> *La préparation commence fin juin et est finalisée en septembre. Cette préparation, ou plutôt cette planification de 32 semaines, est réalisée pour mener quatre activités de front dans un groupe classe (27 élèves en moyenne). Par cette organisation, deux groupes d'élèves sont en autonomie sur PC et les deux autres sont avec moi pour des cours plus dirigés.*
> *La technologie au collège est une matière en cours d'évolution. En effet, progressivement, un nouveau programme pour les cinquièmes, quatrièmes et troisièmes est mis en place. Ces nouvelles dispositions préconisent une entrée dans les apprentissages par une démarche de "scientifique". Une ou plusieurs compétences sont travaillées par séquence, en groupe de 4 ou 5 élèves. Une fois les compétences définies pour chaque séance, je me pose la question : "Que les élèves doivent-ils retenir?" puis je rédige la synthèse ou la correction. Les supports de cours sont très importants, car certains des élèves sont en autonomie (1/3 de la classe en général). Les animations et les diaporamas sont privilégiés car ils sont ludiques, attrayants par leur aspect, et simples sur le fond. Les documents écrits sont en couleur et illustrés au format PDF – non modifiable. Les logiciels utilisés en classe sont gratuits et libres de droit afin de permettre le téléchargement et l'utilisation par les élèves chez eux.*
> *Pendant plusieurs années, mes documents ressources étaient stockés sur le serveur du collège dans un dossier propre à la technologie et accessible aux élèves. Les limites de ce système résidaient en deux points majeurs : d'une part, je devais être physiquement présent au collège pour stocker les documents ressources sur le serveur, d'autre part, les supports utilisés n'étaient pas toujours lisibles par l'ensemble des PC, ceux-ci demandant une préparation préalable de longue haleine.*
> *Depuis la rentrée 2008, les supports pédagogiques sont accessibles pour les élèves via un site Internet que j'ai créé. Dorénavant, je gère de mon domicile les documents ressources, je mets à disposition le contenu des cours (fiches élèves), j'y mentionne les liens, et informe les élèves de leurs futures évaluations grâce à l'agenda. De plus, je propose aux élèves des téléchargements de logiciels utilisés en classe.*

Ainsi, Julien, en difficulté dans la maîtrise du tableur, a pu télécharger le logiciel OpenOffice sur son ordinateur personnel. De là, il s'est exercé et a manifestement progressé.

De même, les animations concernant la notion d'arborescence diffusées sur le site ont permis à certains élèves plus lents de prendre le temps de la réflexion et de mieux la comprendre.

Ce site me permet de gérer, d'une certaine façon, l'hétérogénéité des classes et d'individualiser la remédiation. »

Yvan, professeur de technologie en collège.

Quel que soit le mode de stockage (classeur, support numérique...), la rigueur reste la même. Conserver dans un même lieu (dossier), tous vos documents par séquences est obligatoire. Ne vous contentez pas, même si c'est un début, de ranger uniquement les fiches exploitées en cours. Vous pouvez également archiver les ressources qui ont été utilisées pour bâtir votre séquence, les éléments qui vous ont aidé mais que vous avez finalement laissé tomber. Ils seront peut-être très utiles une prochaine fois et vous éviteront des recherches inutiles.

Datez, numérotez, inventez un système pertinent (le même toute l'année) qui vous facilitera le classement de tous vos documents papier. Si vous avez choisi les supports numériques (clé USB, disque dur), il est facile pour vous de déplacer, d'archiver tous les fichiers et de trouver une arborescence adaptée à vos enseignements. Pensez malgré tout à sauvegarder vos documents régulièrement (support CD, autre partition de disque, ...), cela évitera des désagréments éventuels.

Exemple d'arborescence

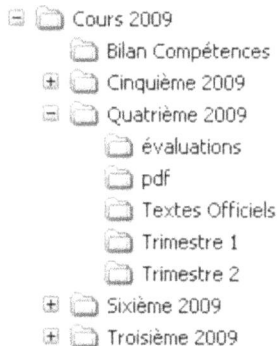

- Cours 2009
  - Bilan Compétences
  - Cinquième 2009
  - Quatrième 2009
    - évaluations
    - pdf
    - Textes Officiels
    - Trimestre 1
    - Trimestre 2
  - Sixième 2009
  - Troisième 2009

Les nouvelles technologies

La gestion de vos documents va aussi dépendre du lieu, de l'organisation choisie : travail à la maison, petit espace de travail en salle des professeurs, accès au réseau informatique de votre établissement, possibilité d'utilisation d'ordinateurs portables. Trouvez donc un mode d'organisation compatible avec vos compétences techniques et vos envies.

> **BON À SAVOIR**
>
> Vous n'êtes pas un usager spontané du clavier ? Sachez qu'il n'est jamais trop tard, vous pouvez toujours tirer parti d'une formation ou de l'assistance gratuite d'un collègue spécialiste. Signalons la possibilité de suivre (outre les formations traditionnelles, parfois coûteuses) des formations en ligne. De chez vous, vous pouvez consulter une courte séquence vidéo (parmi des centaines) qui va vous expliquer par exemple comment utiliser le logiciel tableur pour faire des calculs de notes, comment exploiter telle fonctionnalité de votre navigateur Internet. Plus besoin de se déplacer, la vidéo peut être consultée à volonté et même téléchargée sur votre propre ordinateur, si vous le souhaitez. Un exemple : http://www.vodeclic.com.

Une alternative à la sauvegarde papier est la mise en ligne de vos documents sur un espace web ou un ENT (environnement numérique de travail). Un souci, une absence, et vos élèves peuvent consulter une fiche de synthèse, le travail à faire à la maison, un corrigé d'exercice, un document de remédiation, des activités pour poursuivre une séquence… Votre établissement et/ou votre académie proposent probablement un dispositif de ce genre.

- Vous pouvez opter pour la création d'un site Web dans lequel vous allez pouvoir télécharger vos fiches. Elles seront ainsi stockées et accessibles de n'importe quel poste informatique connecté.

- La seconde possibilité est d'enregistrer vos fichiers sur l'espace numérique de votre établissement (renseignez-vous). Vous pourrez alors rendre aisé l'accès à vos propres ressources numériques à vos collègues et/ou à vos élèves pour peu que le responsable du réseau rende fonctionnel l'accès à vos documents. Les élèves disposent ainsi, via leur cartable électronique, d'une possibilité de consulter vos fichiers.

Si le cœur vous en dit, et si vous maîtrisez les compétences informatiques, vous pouvez aussi gérer votre propre site Internet, créer et alimenter un blog, et mettre ainsi vos documents à la disposition de tous. Cela vous obligera à gérer de façon rigoureuse la production et l'archivage de vos documents écrits. Vous pouvez, par ce biais, faire des liens vers d'autres ressources, enrichir vos documents d'iconographies, de liens et rendre vos documents encore plus attrayants.

Des archives pour demain

Un autre intérêt à archiver vos documents correctement, outre celui de pouvoir retrouver vos fiches de l'année en un temps record, est celui de les ré-exploiter pour la préparation de l'année suivante. Effectuez le bilan de vos fiches (les séances qui ont bien marché, celles qui n'ont pas permis d'atteindre les objectifs). Bref, tenez compte des expériences du terrain pour être plus performant l'année suivante.

Si vous avez pris la peine de classer vos documents, ils vont rapidement devenir une ressource pour bâtir vos futures séquences. Vous n'avez pas l'obligation de reproduire chaque année les mêmes séquences (évitez la routine!). Des documents édités sous traitement de texte vont donc favoriser l'évolution et l'actualisation de leurs contenus. Le support numérique va vous permettre de modifier rapidement une partie de séance mal présentée, corriger une consigne trop imprécise, ajouter un schéma pour illustrer, etc. De plus, la sauvegarde est immédiate et le classement instantané!

BON À SAVOIR

La sauvegarde de vos documents sur le disque dur de votre ordinateur personnel peut être doublée d'une seconde sauvegarde sur un périphérique externe (clé USB, CD, disque dur externe, espace Web). Cela évite de tout perdre en cas d'avarie sérieuse.

ÊTRE PRÊT, LE JOUR J

Vous avez tout préparé avec sérieux, mais ensuite comment gérer au mieux cette masse de documents? Plusieurs solutions s'offrent à vous.

- Pour celles et ceux qui impriment les documents sur leur imprimante personnelle, pas de soucis particuliers (hormis la consommation des cartouches d'encre!), il suffit alors d'arriver suffisamment tôt au local de la photocopieuse pour produire le nombre d'exemplaires désiré. Dans votre cartable, vous avez tous les documents classés. Vous avez même pris le soin de bien relire les documents élèves imprimés à la maison pour corriger les dernières erreurs de frappe ou d'orthographe qui s'y étaient glissées.

- Vous pouvez aussi exploiter les dernières technologies des imprimantes qui trônent dans les salles des profs. Elles sont souvent connectées à un ordinateur (ou au réseau informatique) : plus besoin de consommer des cartouches d'encre, de recharger votre papier, vous pouvez directement imprimer vos documents dans le nombre d'exemplaires voulu. Vous faites ainsi l'économie de consommables et vous pouvez configurer votre photocopieuse de façon à ce qu'elle fasse du recto-verso ou une impression de plusieurs pages sous le format cahier.

Attention, prenez la peine de bien relire un exemplaire des documents, car lorsque vous éditez un document sous traitement de texte, il est parfois difficile de repérer à l'écran toutes les erreurs et fautes de frappe qui s'y glissent insidieusement (pensez à utiliser le correcteur orthographique). Une fois la vérification effectuée, vous pouvez lancer l'impression du nombre d'exemplaires désiré. Conservez peut-être un exemplaire pour vous, pour distribuer éventuellement aux élèves absents, et surtout pour vos archives personnelles.

BON À SAVOIR

Gérez l'imprévu : vous n'êtes pas à l'abri d'un souci matériel (la photocopieuse est en panne, votre clé USB est défaillante). Ayez toujours un document de secours sous la main (▶ fiche 10).

Vous êtes conscient de l'absolue nécessité d'une bonne gestion de vos documents. Sachez exploiter la possibilité offerte par les nouvelles technologies, organiser et diffuser vos fiches en un clic. Maintenant, il faut passer à la pratique !

Partie 2

Réaliser des documents de cours de qualité pour chaque élève

Choisir le bon support de cours

Les grands moyens

*Le tableau noir et le manuel scolaire sont les deux supports tra-
ditionnels de cours utilisés par vos vénérables prédécesseurs.
Nos pratiques pédagogiques (et nos moyens) ont depuis largement évolué, et vous disposez maintenant d'un panel d'outils
et de supports qui doivent vous permettre de choisir le vec-
teur le plus adapté pour atteindre vos objectifs. Une petite revue
d'effectif s'impose afin de faire le bon choix.*

POUR QUEL OBJECTIF ?

Pour arriver à vos fins, vous avez à votre disposition tout un arsenal de
supports. Certains peuvent être de type individuel, centrés sur l'élève,
d'autres par contre sont du genre collectif, au service du groupe classe.
À vous de faire l'inventaire et de les exploiter au gré de vos séquences
et de vos besoins.

Si vous pratiquez, par exemple, une pédagogie par objectifs, vous avez
probablement découpé vos objectifs généraux en objectifs intermédiaires et opérationnels (▶ fiche 4). Vous pouvez ensuite varier les
supports et leurs contenus afin de favoriser l'apprentissage de vos
élèves tout en développant leur autonomie. Avant de concevoir vos
futurs documents de cours, quelques petits rappels de base pour vous
guider dans vos choix :

- la variété des supports durant vos cours renouvelle l'attention – et
  donc la motivation – de vos élèves ;
- le choix du support dépend de la méthode pédagogique que vous
  avez choisie et des objectifs que vous avez fixés ;

– un même support peut être utilisé de façon complètement différente selon la situation d'apprentissage choisie ;

– le support ne doit pas occulter votre cours. Il permet simplement
de vous aider dans votre travail de communication et de transmission de savoirs.

N'oubliez pas d'exploiter la complémentarité entre les différents langa-
ges – audio, visuel et écrit – pour favoriser et renforcer l'apprentissage.
Certains de vos élèves sont visuels, d'autres plutôt auditifs, ne l'oubliez
pas.

DE NOMBREUX DISPOSITIFS

Vous disposez d'une batterie de dispositifs qui vous permettent d'adapter, de varier vos documents en fonction de vos objectifs, de vos attentes,
mais aussi des moyens réels de votre établissement. Faire l'inventaire en
cours d'année du matériel pédagogique accessible paraît fort utile.

Une partie de votre réflexion va être consacrée aux choix de supports
que vous souhaitez exploiter durant vos séances de cours. Ce choix va
probablement conditionner une partie du déroulement de vos séances : une affiche à réaliser, l'utilisation du rétroprojecteur, la réservation de la salle informatique… il vous faudra évaluer les avantages et
les intérêts de chaque option – pour vous et pour vos élèves.

Une fois que vous savez quel support utiliser, il sera important de bien
réfléchir à son utilisation. Deux grandes familles de supports adaptés
à votre stratégie pédagogique : les supports collectifs pour communiquer au groupe classe, et l'individualisation des documents pour sensibiliser chaque élève.

Les supports collectifs

Les supports collectifs peuvent avoir des formes multiples. Ils ont pour
fonction principale de toucher le groupe.

• Le tableau noir : le plus répandu, et le plus facile d'utilisation pour
écrire des notes, présenter un plan, rédiger une trace écrite rapide.

À la fois feuille de brouillon collective et document de travail accessible aux élèves, bref, l'outil efficace et utile.

- Les panneaux d'affichage : dans le cadre de travaux de groupe, il est souvent pertinent de produire une synthèse des travaux, des recherches des élèves. Le panneau d'affichage, consultable par tous, est un moyen simple pour ensuite poursuivre la réflexion.

- L'écran permet de visionner une vidéo, mais ne favorise pas l'échange (à moins d'être un pro de la télécommande). Il est donc préférable de l'utiliser à faible dose, par exemple en ne montrant que certains passages d'un documentaire. Par contre, un débat, un échange entre élèves peut ensuite être envisagé.

- Matériel audio : pour diffuser un extrait sonore (chanson, texte enregistré, podcast, mp3…), la diffusion collective va mobiliser l'attention du groupe classe.

- Les transparents et rétroprojecteur : ils permettent de présenter un document à l'ensemble de la classe. Simples d'usage pour présenter des cartes ou des schémas précis, ils vous permettent d'écrire avec un feutre ou de procéder à une correction.

- Le vidéoprojecteur couplé à un ordinateur portable peut combiner de multiples avantages : il permet de projeter des documents audiovisuels, des sites Internet, des logiciels spécifiques et des travaux d'élèves.

- Le tableau blanc interactif (TBI) équipe de plus en plus de salles. Le TBI permet d'utiliser l'ordinateur de façon collective. Il peut fonctionner hors connexion Internet par des ressources préparées à l'avance (exercices interactifs, activités multimédias). L'enseignant (ou l'élève) peut :

  – écrire et effacer,

  – diffuser tout type de document : textes, images, sons, vidéos,

  – les modifier, les enregistrer (à l'aide d'un stylet qui fait office de souris).

Vous n'avez donc que l'embarras du choix. Testez, entraînez-vous, demandez conseil à vos collègues sur certains points. Et lancez-vous !

Les supports individuels

Si vous envisagez un travail plus personnel de l'élève, vous opterez pour un support individuel. Votre priorité n'est plus la communication au groupe classe, l'échange et l'interaction, mais au contraire de placer l'élève au centre, en situation d'apprentissage. Le document papier (document personnel, manuel, cahier…) est dans ce cas le plus utilisé, mais il y a des alternatives pour varier vos supports pédagogiques.

- La réservation de la salle multimédia pour que les élèves puissent écouter (au casque) un fichier sonore peut parfois être plus judicieux qu'une simple diffusion au groupe classe, et permettre ensuite un travail plus personnel.
- La réalisation d'un quiz interactif sur un ordinateur permet à chaque élève de s'évaluer, de vérifier ce qu'il a acquis. Dans cette situation, vous favorisez la remédiation individuelle et le soutien des élèves en difficulté.

BON À SAVOIR

En tant qu'enseignant, vous êtes concerné par le droit de copie. En effet, les reproductions de livres, de journaux ou de revues effectuées dans un cadre pédagogique doivent, pour respecter la législation sur le droit d'auteur, faire l'objet d'une autorisation préalable. En matière de photocopie, cette autorisation s'obtient auprès du Centre français d'exploitation du droit de copie (CFC) dans le cadre d'un contrat qui fixe les conditions dans lesquelles les enseignants et les élèves peuvent reproduire des pages d'ouvrages ou des articles de presse. Aujourd'hui, la quasi-totalité des établissements disposent de cette autorisation. Le droit d'auteur (images, extraits sonores, vidéos…) est abordé dans la fiche 25.

FAIRE LE BON CHOIX

Lier objectif et support

Quel support semble le mieux adapté pour votre séance ? Quel contenu donner ensuite à vos documents ? Le document et son support ont un rôle essentiel à jouer dans la construction du savoir et du savoir-faire de l'élève, car ils vont assurer le lien matériel entre vous et vos élèves.

Une fois que vous avez défini sur quel support va apparaître le document, il est primordial de réfléchir à son exploitation en classe. Il peut avoir pour objectif principal d'illustrer, d'introduire une problématique, de servir de document d'étude approfondie ou bien d'être étudié pour lui-même.

Numérique et technologie

L'avantage du format numérique est qu'il peut être converti ou copié sur un autre support : on peut imprimer la plupart des fichiers, les projeter, les visionner, les transférer. De plus, il est modifiable par le professeur et par l'élève dans le cadre d'une activité. Grâce aux technologies de l'information et de la communication, vous pouvez utiliser des supports :

– individuels : sites web, logiciels spécifiques… ;

– collectifs : vidéoprojecteur, tableau interactif…

Vous êtes épaté par des séances d'un collègue de maths qui utilise le vidéoprojecteur pour manipuler des figures géométriques, ou par votre collègue de langue qui travaille avec un lecteur mp3 pour écouter et enregistrer les productions de ses élèves ? À vous de vous lancer dans cette nouvelle aventure technologique !

Mais, avant de concevoir des documents multimédias, il vous faudra maîtriser deux éléments indispensables : le support et le mode de production du document. Pour cela :

– demandez l'assistance et les conseils éclairés de vos collègues spécialistes de ces technologies ;

– partez quelques jours en formation, il en existe de nombreuses dans le domaine ;

– participez aux réunions organisées dans votre discipline et qui font souvent la part belle aux avancées, mais surtout, ayez l'envie, la curiosité, la motivation, car sans cela, vous ne pratiquerez pas assez.

BON À SAVOIR

Les supports de cours modernes incorporent une part croissante de technologie. Souvent une des craintes ou des réticences à exploiter ces supports
technologiques est de penser que l'élève va être perturbé par le support
alors que c'est le contraire : cette évolution suppose des capacités cognitives de plus en plus élevées chez l'élève.

En cas de problème

Votre établissement dispose de matériels pédagogiques et d'équipe-
ments performants. Encore faut-il qu'ils soient disponibles et opérationnels pour votre séance. Une préparation de séance mal gérée ou
trop tardive en salle informatique, et vous voilà contraint de modifier
vos plans car le local a déjà été réservé par un collègue. En début
d'année, renseignez-vous sur les procédures de réservation (vidéoprojecteur sur chariot, salle multimédia…).

Vous aviez envisagé de travailler des exercices en ligne à partir de
votre blog, de diffuser la vidéo produite lors de la séance précédente.
Mais vous vous apercevez qu'il y a un problème technique (pas de
connexion au réseau, matériel défaillant). Que faire ? Dans tous les cas
(y compris la photocopieuse qui ne répond plus aux sollicitations),
sachez anticiper et vous adapter à la situation. Prévoyez une solution
de secours : un document prêt pour pallier un contretemps, l'utilisation
du manuel à défaut du vidéoprojecteur…

Une séquence de cours réussie passe en général par l'utilisation
de différents types de supports pédagogiques. Prenez donc
le temps de bien réfléchir sur les possibilités qui vous sont
offertes dans votre établissement et vous pourrez alors
construire des séances avec des documents adaptés à la
situation.

Élaborer un document précis pour une séance

Vue sur cours

Les séances sont prêtes sur le papier, l'ultime étape de votre mission va consister, après avoir sélectionné vos supports, à concevoir vos documents de cours. Ils sont le résultat concret d'une réflexion et d'une cohérence pédagogique que vous avez jusque-là brillamment menées. Attention, vous n'avez pas le droit à l'erreur!

LE DOCUMENT IDÉAL

Vos documents s'intègrent dans un scénario de séquence réfléchi. Ne négligez donc en rien leur élaboration! Prenez la peine de bien relire votre fiche de séance, et veillez à rester cohérent avec votre projet initial.

Pour la séance

Deux éléments vont assurer la continuité sur le terrain: vous (votre talent d'orateur, ce que vous allez dire à vos élèves), mais également les documents que vous allez leur présenter. Il ne s'agit donc pas de se tromper alors que la ligne d'arrivée est à votre portée.

Pour mener à bien votre mission, vous avez fait des choix: un support de cours adapté, prêt, fonctionnel et dont vous maîtrisez tous les éléments (en particulier si cela peut devenir technique). Mais prenez garde, le choix du support n'apporte pas la solution tout seul. Montrer un document de mauvaise qualité au rétroprojecteur risque de vous décrédibiliser.

Pour l'élève

La fiche de travail que vous allez distribuer à vos élèves peut être un document destiné à être étudié, complété. C'est un témoignage de l'activité de l'élève au cours de la séance. C'est aussi un document qui va être placé dans son classeur. Le document sera accueilli d'autant plus positivement par l'élève que vous l'aurez conçu pour lui.

- Pour cela, soignez la qualité et la précision de votre document. Et ne confondez pas les documents personnels qui ont servi pour votre séance de cours et les documents destinés au classeur de vos élèves.

- Afin d'être correctement interprété par votre auditoire, soyez précis dans la rédaction des objectifs. Qu'il soit rédigé sur le document ou qu'il soit précisé oralement, l'énoncé d'un objectif doit comprendre un seul verbe d'action. Au-delà (notamment pour les collégiens), il n'est plus précis et explicite. Formuler un objectif pédagogique, c'est aussi définir parfois pour vos élèves une performance à atteindre et que vous pourrez contrôler à l'issue de la séquence correspondante.

LA PRÉPARATION

Une fois le déroulement de séance clair et cohérent, l'élaboration des documents est donc la priorité pour être fin prêt. Vous devez tout mettre en œuvre pour faire un document précis, bien préparé.

Sa mission

Un document bien préparé vous procurera beaucoup plus d'aisance, de satisfaction lors de votre cours car tout se passera comme vous l'avez envisagé. Pour l'élaboration de votre document, vous devez toujours vous référer à votre fiche de séance : il doit répondre à une attente précise et préalablement établie noir sur blanc. Il ne s'agit pas de distribuer des documents inadaptés et/ou mal construits qui risquent de mettre en péril votre séance. Cela peut rapidement devenir ingérable pour vous.

Pour réussir la préparation de votre document, plusieurs aspects doivent être abordés pour garantir une qualité satisfaisante :

– la fonction de votre document : s'agit-il d'un document de travail pour les élèves, vont-ils y prendre des notes, l'exploiter seul, pouvoir avancer à leur propre rythme, évaluer des acquis, valider des compétences, être attentifs, produire quelque chose juste après, restituer ce qu'ils ont compris ?

– son contenu : lors de vos recherches et de la construction de vos séquences, vous avez recueilli, enregistré des ressources qui vous ont déjà été bien utiles. À partir de vos archives personnelles, parcourez vos précédentes notes, puis sélectionnez le contenu de votre document.

BON À SAVOIR

Un détail, mais il peut compter au final. Préparez vos élèves à « recevoir » votre document : un document plaqué sur une table sans explications préalables ne va pas permettre à tous les élèves de bien entrer dans la démarche prévue et certains auront déjà baissé la garde avant d'entendre vos explications. Votre document est un des éléments de votre séance de cours. Conservez en mémoire l'idée qu'il s'intègre bien au processus déjà entamé et qu'il « colle » bien au scénario que vous avez préparé.

Sa réalisation

S'il s'agit d'un document papier, l'usage d'un logiciel de traitement de texte va grandement vous simplifier le travail. Il va vous permettre de concevoir un document qui soit satisfaisant à la fois :

– sur la forme avec une mise en page soignée (▶ fiche 13), lisible et facile à compléter, illustrée (images, schéma…) ;

– sur le fond : vous pouvez commencer la préparation d'une fiche plusieurs jours avant la séance, affiner tranquillement le projet et même l'adapter la veille en cas de modification de dernière minute.

S'il s'agit d'un document dactylographié, prenez la peine et le temps de contrôler vos écrits. Dans une classe, il y a souvent quelques élèves qui repèrent rapidement les erreurs de français, les fautes d'orthographe. Ces remarques peuvent vous mettre mal à l'aise et vous déstabiliser pendant votre séance. Utilisez le correcteur orthographique, faites une relecture minutieuse et complète de vos documents.

BON À SAVOIR

Pensez à concevoir un document lisible, qui suscitera d'emblée la curiosité et l'intérêt de vos élèves. Gardez à l'esprit que vos documents vont être photocopiés. Évitez donc de distribuer des documents de mauvaise qualité (iconographie, diagramme illisibles…). Un document mal préparé, c'est une partie de votre séance qui risque de devenir confuse pour l'élève.

Pour chaque niveau d'enseignement, utilisez une sorte de fiche type de documents, qui sera bien comprise et reconnue par vos élèves. Elle pourra contenir les objectifs, les consignes, le titre de la séance, la problématique, bref, des éléments qui vont donner du sens au travail des élèves.

Pour chaque évaluation, vous pouvez également définir, en début d'année, un type de présentation. Vos élèves vont ainsi être familiarisés avec les informations indiquées. Les collégiens, en particulier, seront rassurés, évitant ainsi les questions parfois inutiles et synonymes de perte de temps.

EN PRATIQUE

EXEMPLE D'EN-TÊTE D'ÉVALUATION

Nom   **Prénom**

SCIENCES PHYSIQUES – CLASSE DE CINQUIÈME

Bilan 2 – Laboratoire et eau 5e → En-tête. Ces informations sont rappelées dans le livret de compétences de l'élève.

Compétences évaluées

C1 Je sais réaliser et interpréter le test du sulfate de cuivre.
C2 Je sais faire des mesures de masse et de volume.
C3 Je sais comprendre et écrire un protocole. ← Pour chaque question, il est indiqué les compétences réellement évaluées (code).
C4 Je connais le vocabulaire du cycle de l'eau.
C5 Je suis capable d'identifier les éléments de verrerie.
C6 Je suis capable de schématiser proprement.
C7 Je suis capable de répondre par des phrases construites (compétence transversale).

Compétences	C1	C2	C3	C4	C5	C6	C7	
Résultats								
Maximum	4	4	4	4	4	4	4	

Zone de commentaire : observation, conseils en vue de la séance de rattrapage.

Tableau de synthèse du degré d'acquisition des compétences (de 0 à 4).

Les documents multimédias

Dans l'hypothèse où vous vous lancez dans une aventure multimédia, qu'elle soit audiovisuelle – utilisation du vidéoprojecteur – ou interactive – usage individuel de l'ordinateur –, il est bon de respecter quelques consignes et de tenir compte des éléments suivants :

- vérifiez que le multimédia est le support le plus adapté pour votre séance : il ne s'agit pas d'épater la galerie (faire un quiz rapide de 10 minutes pour vérifier les connaissances de vos élèves n'exige pas de déplacer ces derniers en salle informatique !). Avec votre document, votre séance va-t-elle se trouver dynamisée ? Chaque élève va pouvoir ensuite exploiter le document à son rythme, le support va mettre en valeur votre document, la touche d'interactivité est nécessaire… ;

- assurez-vous que vous avez les compétences techniques pour aller au bout de la réalisation. La conception de supports multimédia va prendre du temps, ne vous lancez pas seul dans un projet trop ambitieux en prenant le risque d'une première expérience malheureuse.

Dans les logithèques en ligne, vous trouverez sûrement le logiciel que vous souhaitez. Dans la mesure du possible, demandez conseil aux spécialistes avant de vous lancer dans l'installation d'une application sur votre ordinateur. Consultez le site de vos formateurs TICE ou le site Framasoft (http://www.framasoft.net/), qui rassemble la plupart des logiciels libres avec des fiches conseils (▶ fiche 25).

BON À SAVOIR

Pour éviter les déconvenues de dernière minute, « testez » vos documents, visionnez les vidéos, réécoutez vos enregistrements audio, vérifiez la technique et prévoyez une solution de secours (▶ fiche 10).

Des documents de cours réfléchis, agréables, variés : voilà de bons ingrédients pour vos séances. Mais une réalisation de qualité exige que vous soyez vigilant à toutes les étapes de sa conception. Cela sera bénéfique pour vous et vos élèves.

Adapter ses documents aux élèves

Faites la différence

Dernier petit détail – mais qui a son importance : les destinataires de vos documents sont… vos élèves ! Un document jugé trop complexe pour la moitié de la classe, quelques élèves qui ne comprennent pas vos consignes d'exercices… Que faire pour éviter que cela ne se produise trop souvent ?

LA PHOTO DE CLASSE

Certes, vous n'avez pas besoin de tout connaître de vos élèves pour mener à bien votre mission. Pour autant, les classes sont composées de jeunes d'une même génération, mais ayant chacun une situation personnelle particulière et un parcours scolaire différent.

Faire connaissance avec le groupe

La connaissance de quelques éléments essentiels peut vous permettre de composer avec cette diversité et de trouver avec chacun la meilleure attitude à adopter. Établir un profil de classe est un élément fort utile, voire indispensable pour adapter votre programmation, et rendre ainsi plus accessibles les attentes et les contenus à vos élèves. La période de la rentrée doit aussi être un moment pour prendre le temps de :

- regarder vos élèves, découvrir où ils se situent par rapport aux apprentissages ;
- décoder les intérêts, les forces et les faiblesses de chacun de vos élèves. Cela permettra de développer des projets personnels qui ont du sens pour eux, de composer avec leurs capacités.

Connaître chaque élève

Vous pouvez consulter le dossier scolaire de vos élèves, faire le point sur leur scolarité, consulter les bulletins scolaires des années précédentes : autant d'informations utiles pour comprendre le fonctionnement, les réactions de vos élèves. Ces données sont importantes pour identifier les forces et les besoins du groupe et adapter votre pédagogie et vos activités.

Pour cela, l'évaluation diagnostique du début d'année est primordiale. Profitez, le cas échéant, des journées d'intégration (journées plutôt festives ou à dominante sportive ayant pour but de faire connaissance et de créer un groupe classe) pour rencontrer les élèves dans un contexte différent de celui de la salle de classe. Inventez un jeu lors de votre première séance, proposez une petite fiche où chaque élève va pouvoir dévoiler une partie de ses centres d'intérêt, ses atouts, etc.

Le sociogramme de votre classe

Le sociogramme est un diagramme des liens sociaux que peut avoir une personne. Dans le cadre d'une classe, il peut être un outil précieux pour analyser la dynamique du groupe et visualiser les liens, les affinités qui s'établissent entre les élèves. Il peut être construit à partir des réponses fournies par les élèves, réponses à propos des camarades qu'ils préfèrent ou qu'ils rejettent.

EN PRATIQUE

CONSTITUER UN SOCIOGRAMME

Il faut poser aux élèves deux questions :
- pour obtenir le meilleur résultat dans ce travail, je voudrais travailler avec : ... (deux noms à choisir) ;
- pour ce travail, je ne voudrai pas travailler avec : ... (deux noms à choisir).
Vous pourrez notamment identifier les élèves qui ont un statut de meneur (ils ont été choisis par bon nombre d'élèves) et ceux qui ont un statut d'isolé (ils ne sont ni choisis, ni rejetés).
Il faut ensuite définir une procédure pour former les groupes :
- se préoccuper des isolés (pas plus de deux isolés dans le même groupe) ;
- placer les élèves qui ont été choisis une seule fois ;
- poursuivre la répartition (en tenant compte des situations de réciprocité éventuellement).

> **BON À SAVOIR**
>
> Si vous vous faites du souci au sujet d'un élève en particulier, parlez-en à vos collègues, au professeur principal ou signalez-le au bureau de vie scolaire. Une réunion réunissant les différents acteurs de la vie de l'établissement (enseignants, assistant social, infirmière scolaire…) peut être alors organisée pour en discuter.

Un brin de psychologie

Les apprentissages réalisés par vos élèves dépendent fortement du contexte de la classe. Deux classes peuvent avoir des attitudes face au travail complètement différentes. Mais la conduite des élèves est aussi dépendante de vos attentes personnelles. Pour cela, dans votre métier d'enseignant, il est donc important de comprendre la façon dont l'élève utilise ses compétences cognitives pour apprendre :

- est-il attentif en classe ? Comment mémorise-t-il ses leçons ?
- quelles stratégies est-il capable de mettre en place pour atteindre un objectif, résoudre une tâche ?

Comme vous le savez, les apprentissages de vos élèves peuvent être également influencés par des aspects d'ordre psycho-affectif : leur motivation et leur désir d'apprendre, leur situation familiale, leur passé d'élève, les relations avec vous et leurs camarades. Vous n'aurez probablement pas de réponses précises à toutes ces questions. Mais l'observation, au quotidien, dans des situations particulières, vous en apprendra beaucoup sur leur fonctionnement, pour peu que vous soyez attentif et à l'écoute de chacun de vos élèves.

> **BON À SAVOIR**
>
> Un des meilleurs indicateurs de la réussite scolaire est cette capacité de l'élève à réfléchir sur ses connaissances et à comprendre les raisonnements qu'il engage pour utiliser et construire de nouvelles connaissances. Il faut donc rendre les élèves conscients des stratégies d'apprentissage qu'ils mettent en œuvre pour apprendre et comprendre. Les élèves doivent apprendre et utiliser tout au long de leur parcours scolaire les compétences dites « métacognitives » telles que :
> - savoir observer ;
> - savoir être attentif ;
> - savoir gérer ses émotions ;
> - savoir utiliser ses mémoires ;
> - savoir raisonner ;
> - savoir comprendre et apprendre.

Il ne faut donc pas considérer la classe comme un bloc homogène et compact, mais comme un groupe riche de personnalités toutes différentes. L'hétérogénéité doit être perçue par vous comme une richesse, même si à bien des égards cela ne sera pas toujours facile à gérer.

• Dans une classe turbulente, vous allez peut-être parfois privilégier un travail plutôt individuel car vous pensez que l'utilisation d'un support collectif risque d'être difficile à gérer. Mais ce n'est pas non plus toujours la solution.

• Dans une classe plutôt calme – voire passive –, au contraire, l'exploitation d'un document au vidéoprojecteur va permettre à chacun de s'exprimer, de donner son avis et de créer une dynamique positive.

VERS UNE PÉDAGOGIE DIFFÉRENCIÉE

Tout enseignant constate combien un groupe d'élèves est hétérogène : âge, niveau scolaire, origine socioculturelle. Vous devez accepter cette situation et faire en sorte d'intégrer au mieux toutes ces personnalités dans vos pratiques quotidiennes. Pour cela, un maître mot : la pédagogie différenciée.

Il ne s'agit pas de différencier les objectifs, mais de permettre à tous les élèves d'atteindre les mêmes objectifs par des voies différentes. La pédagogie différenciée permet alors de mettre en place des groupes de besoins. Ces groupes, contrairement aux groupes de niveaux, sont constitués en fonction des besoins des élèves à un moment donné sur un problème donné.

BON À SAVOIR

La pratique de la différenciation pédagogique consiste à organiser la classe de manière à permettre à chaque élève d'apprendre dans les conditions qui lui conviennent le mieux. Différencier la pédagogie, c'est donc mettre en place des dispositifs pour faciliter l'atteinte les objectifs de votre enseignement.

Comment faire ?

Dans la mesure du possible, vous allez pouvoir tenir compte des disparités dans vos classes en amont dans la conception de vos documents. Car faire de la pédagogie différenciée, c'est avoir le souci de la personne sans renoncer à celui de la classe. Les objectifs peuvent, par moments, ne pas être définis de la même façon pour tous les élèves. Pour cela, vous pouvez :

– repérer un objectif prioritaire à atteindre pour un groupe spécifique d'élèves ;
– élaborer des stratégies pédagogiques différentes en fonction de ces difficultés ;
– organiser (avec un collègue par exemple) sur une ou plusieurs classes les activités en regroupant les élèves par type de stratégies.

La question des différences entre élèves est diversement appréciée selon les enseignants et les élèves. Attention à ne pas tomber dans l'excès inverse de l'individualisation à outrance et d'oublier que les élèves constituent un groupe classe, capable d'avancer ensemble sur des objectifs communs.

Adapter le contenu du document

Oubliez donc parfois la traditionnelle fiche de cours uniforme et devenez des adeptes de la nuance, de la souplesse. En faisant varier certaines caractéristiques de votre dispositif pédagogique : types de supports, de documents, de situations d'expérimentation, travail individuel ou en groupe, vous allez permettre au plus grand nombre de vos élèves de progresser. Les plus rapides pourront poursuivre avec des travaux d'approfondissement qui leur permettront d'aller plus loin, ceux qui rencontrent des difficultés trouveront des moments pour souffler, comprendre et donc s'accrocher.

Il ne s'agit bien entendu pas de faire un document spécifique à chaque élève, mais, au gré des situations, de différencier dans votre document une multitude d'éléments simples, comme par exemple :

– les consignes (▶ fiche 16) : que ce soit par écrit ou à l'oral, un même travail peut être abordé, présenté différemment selon les élèves. Si votre objectif est que tout le monde y arrive, vous pouvez imaginer plusieurs entrées ou activités possibles ;

– les compétences ciblées : les compétences peuvent être précisées en début de document, mais vous pouvez différencier et indiquer pour chacun celles que l'élève doit travailler pendant la séance. Vous avez conçu un document unique, mais un élève peut ne pas réaliser toute la fiche et se contenter des activités conseillées ;

– l'évaluation (▶ fiche 17) : une évaluation peut être également différenciée, cela signifie, par exemple, que des élèves (de collège, par exemple) peuvent être évalués sur des compétences minimales du socle commun, tandis que d'autres pourront valider des compétences plus complètes.

Faire travailler l'ensemble des élèves de niveaux différents est une tâche difficile. Pour gérer ces différences, vous pouvez proposer à vos élèves des exercices analogues mais à « plusieurs vitesses » :

– une version courte, nécessitant de pratiquer en autonomie une démarche de résolution comportant plusieurs étapes ;

– une version guidée permettant d'aboutir aisément au même résultat ; chaque étape du raisonnement est détaillée à travers des questions progressives.

L'élève choisit la version de l'énoncé qui semble correspondre à ses aptitudes.

EN PRATIQUE

EXEMPLE D'EXERCICES DIFFÉRENCIÉS

Consigne simple : réalisez un schéma normalisé du circuit.

Consigne guidée : réalisez un schéma normalisé du circuit. Tu pourras t'aider des conseils qui suivent.

Conseils : as-tu identifié les différents composants du circuit ? Connais-tu les schémas des composants identifiés ? As-tu vérifié si les lampes brillent ? Connais-tu le schéma de l'interrupteur ouvert et de l'interrupteur fermé ? As-tu bien observé les branchements des composants ?

Pour les élèves qui ont choisi la consigne simple, vous pouvez ensuite proposer les questions de la consigne guidée pour que l'élève s'auto-évalue.

Adapter le support du document

Il existe, bien sûr, d'autres moyens de tenir compte de la diversité des élèves dans une même classe. Avant d'adapter le contenu, vous pouvez aussi vous poser la question suivante : puis-je adapter le support à un groupe d'élèves ? Des élèves en échec scolaire ou en difficulté dans une discipline vont accepter ponctuellement de travailler dans un contexte plutôt qu'un autre.

• Vous pouvez aussi moduler vos interventions dans la classe : travail en autonomie pour un groupe, pendant que vous accompagnez celles et ceux qui ont besoin plus spécifiquement de votre aide.

• Pendant qu'un groupe efficace peut s'engager sur de la recherche documentaire sur un sujet, les autres élèves peuvent essayer de revenir sur l'intérêt d'une notion encore mal assimilée ou mal comprise.

• En fonction des difficultés rencontrées, les outils (documents, supports) peuvent être répartis dans le groupe classe. Un groupe peut travailler sur table pendant que le second poursuit une activité sur quelques ordinateurs portables. Dans ce contexte, les supports et les documents sont différenciés.

BON À SAVOIR

L'utilisation du multimédia en général, et de l'informatique en particulier peut être une autre façon d'adapter le document à l'élève. Par le biais de ce support, chaque élève va pouvoir, à son rythme et au gré de ses réussites, avancer et ne plus être en décalage par rapport à la classe. Il est possible, alors, de proposer à chacun des activités diversifiées et adaptées au niveau réel d'acquisition. Les élèves qui ont déjà bien compris peuvent faire des activités complémentaires pour aller un peu plus loin, tandis que d'autres consacrent leur temps pour remédier à des difficultés spécifiques.

Des documents accessibles non plus à la classe tout entière, mais qui s'adressent à chaque élève de la classe. Voilà un défi ambitieux, mais réalisable !

Présenter un document
À fond la forme !

Ça y est, vous avez planifié votre séquence de cours. Elle répond aux exigences de la progression établie précédemment et s'articule a priori avec les autres séquences. Le contenu semble également bien clair dans votre tête, le déroulement est déjà rédigé noir sur blanc et paraît cohérent avec les grandes lignes du BOEN. Vous savez donc ce que vous voulez et où vous voulez aller avec vos élèves. Vous avez aussi imaginé les documents et les supports utiles pour mener à bien votre mission. Quelques conseils supplémentaires s'imposent avant de se précipiter dans la saisie et l'édition…

LA MISE EN FORME DU DOCUMENT

Bon nombre d'enseignants passent beaucoup de temps à présenter des documents agréables. Cette démarche est tout à leur honneur… Pourtant, les documents produits peuvent manquer de lisibilité, leur mise en page est parfois sommaire et ils n'ont pas de cohérence réelle dans la présentation.

Intérêt pour l'élève

Lorsque je prépare mes cours, je suis souvent amenée à concevoir un document papier (activité, évaluation, synthèse de cours ou autre). Mis à part son contenu, ma principale préoccupation est de réaliser un document clair et bien présenté. L'élève aura alors davantage envie de lire la feuille. D'ailleurs, à plusieurs reprises, j'ai pu entendre des remarques positives du style "ah, c'est joli !", "tiens, c'est en couleur !"

(bien sûr, mettre de la couleur n'est pas envisageable à chaque fois !) et observer la bonne humeur de ces élèves. Je pense que la forme d'un document est un outil pour motiver l'élève dans son travail.
De plus, si les élèves sont habitués à un type de présentation, il est important de ne pas la modifier en cours d'année. J'ai pu m'en rendre compte cette année car lors d'une évaluation, j'ai changé son appellation habituelle – évaluation formative – en "évaluation des compétences". Ceci a perturbé certains élèves qui m'ont demandé si c'était formatif ou non car, pour eux, cela n'avait pas les mêmes conséquences.»

Anne, professeur de mathématiques en collège.

Pour cela, il convient, en début d'année, de trouver un style qui vous satisfasse en tant qu'auteur mais aussi – et surtout qui plaise – et qui soit utile à vos futurs lecteurs. Ce style, choisi une bonne fois pour toutes, testé et validé en début d'année, sera donc votre référence et assurera efficacement l'identité et la cohérence de tous vos documents. Cela vaut donc la peine d'y consacrer un peu de temps.

BON À SAVOIR

L'aspect du document étant toujours identique et de bonne qualité, l'élève décodera dès la première lecture les rubriques du document et repérera plus facilement les prérequis, les consignes, les conseils, etc. Prenez la peine de réfléchir au style que vous voulez imposer à vos documents. Gardez en vue qu'il s'agit d'un écrit qui sera lu et exploité par vos élèves. Restez sobre dans votre choix de typographie.

Intérêt pour vous

On va donc hiérarchiser l'information, uniquement grâce à la typographie, sans avoir besoin d'explications supplémentaires. La structure du document sera facilement mise en évidence. On pourra jouer sur le type de la fonte (ou police), sur la taille, sur le caractère gras, italique, sans toutefois tomber dans l'excès. Le document est lu par les élèves et certaines polices sont difficiles pour les collégiens (taille, espacement des caractères...). Arial, par exemple, convient bien pour les titres, mais peut devenir difficile à lire pour de longs textes. Évitez également les polices trop «exotiques».

La cohérence de vos documents sera assurée par cette typographie. Après un apprentissage de quelques séances, le lecteur fera rapidement la distinction entre la consigne de l'exercice et ce qui est de l'ordre du conseil ou de la recommandation.

Concrètement, il s'agit tout simplement de trouver des styles pour chacun des éléments suivants :

- les titres de chapitres et les sous-titres ;
- les rubriques et les paragraphes spécifiques tels que les compétences, les objectifs, les prérequis, les consignes, etc.

À vous de décider et de préciser en début d'année le style associé à chaque élément de votre document. Faites des tests, sélectionnez une fonte agréable, lisible sur papier, suffisamment générale pour être présente sur la plupart des postes informatiques. Rédigez quelques documents types et demandez conseil à vos collègues ; et pourquoi ne pas demander leur avis à vos élèves, pour valider vos choix ? Cela garantira d'autant plus l'efficacité de vos orientations.

L'ÉLABORATION DE VOS MODÈLES

Quelques conseils supplémentaires afin de poursuivre dans la personnalisation de votre style. Rassurons-nous, rendre des documents homogènes ne signifie pas uniformisation et monotonie, mais au contraire lisibilité et originalité.

Le principe de la feuille de style

Le choix judicieux de rédiger vos documents en exploitant les possibilités de la feuille de style vous permet d'intervenir dans des corrections de forme ou de fond indépendamment. Les changements de mise en page ne modifient ni le contenu ni la structure de votre document. De plus, avec ce choix de feuille de style, vous n'avez pas besoin de modifier chaque document. Il suffit de faire la modification du style, puis les parties des documents seront automatiquement mises à jour et corrigées lors de la prochaine ouverture des fichiers.

EN PRATIQUE

CRÉER UNE FEUILLE DE STYLE

Pour définir votre marque de fabrique, vous pouvez, dans votre logiciel de traitement de texte, définir en début d'année votre style et enrichir la feuille de style configurée par défaut. Un style peut modifier les éléments suivants : la police (taille, type de polices, souligné, italique…), l'espacement des paragraphes, l'interlignage, la définition des tabulations, les bordures, etc.

Vous pouvez paramétrer tous les éléments figurant dans les onglets présentés dans l'illustration qui suit pour les appliquer à un type de texte donné (consignes, paragraphe standard…). Sans rentrer dans les détails techniques, quel que soit le logiciel de traitement de texte utilisé (Word, OpenOffice…), vous avez toujours la possibilité de créer, modifier, gérer les styles de vos documents.

Pour modifier, par exemple sous OpenOffice 2.2, le style nommé « Titre 1 », il faut sélectionner Styles et formatage (touche rapide F11) et ensuite choisir « Modifier » dans le menu contextuel (clic droit) de « Titre 1 ». Vous pouvez ensuite changer tous les paramètres que vous souhaitez du style « Titre 1 ». Pour modifier ensuite le titre que vous avez saisi au clavier et qu'il soit conforme au style « Titre 1 » que vous avez prédéfini, il suffit de le sélectionner dans la barre d'outils Formatage.

Pour débuter, n'hésitez pas non plus à demander conseil à un collègue compétent, plongez-vous dans le manuel utilisateur de votre logiciel. Renseignez-vous sur des sites Internet spécialisés ou essayez vous-même, finalement cela n'est pas bien sorcier ! Partez de l'existant et étoffez votre feuille de style au fur et à mesure.

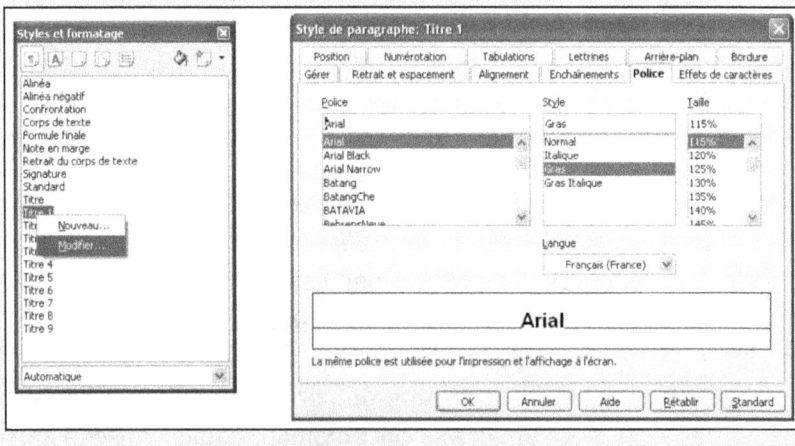

Pour définir votre style, regardez ce qui se fait ailleurs, inspirez-vous de manuels et adaptez-les à votre propre personnalité, à votre public.

BON À SAVOIR

Évitez toujours d'utiliser trop de polices différentes dans un même document.

L'insertion d'images

Pensez qu'il est également possible d'intégrer un sigle, un pictogramme, qui aidera l'élève à classer ses types de fiches, à identifier une rubrique particulière, à repérer une difficulté d'exercice, une aide, les objectifs, etc. Essayez, dans la mesure du possible, de choisir des sigles simples, identifiables au premier regard. Veillez également à ce que le logo soit de bonne qualité à l'impression et lors de la photocopie.

Si vous cherchez à intégrer des pictogrammes, ou des images telles que des cartes de géographie, des figures de géométrie par exemple, cherchez des sites spécialisés (http://openclipart.org/media/down-loads, par exemple) en vérifiant si les images que vous utilisez sont libres de droit (▶ fiche 22).

Pour terminer, vous pouvez aussi compléter votre document par des informations dans l'en-tête ou le pied de page. En intégrant le numéro de la page, ou des données telles que le numéro du chapitre ou de la séquence, vous aiderez l'élève à classer ses documents. Pour ces renseignements, choisissez un style de police plutôt discret avec une taille de police réduite et une couleur grise, par exemple.

Un document perfectible

Une fiche bien conçue dans sa mise en page doit aider l'élève dans la lecture et la compréhension. Mais il arrive régulièrement que la fiche que vous avez préparée n'atteigne pas du premier coup tous les objectifs que vous lui avez assignés.

Votre document est assurément perfectible, à la fois sur le fond et sur la forme. Votre expérience du terrain, les observations de vos collègues, les remarques des élèves vont vous amener à adapter, modifier certains aspects de ce document. C'est important et nécessaire pour les futures fiches que vous avez peut-être déjà commencé à préparer. Tous les paramètres de votre feuille de style ne sont peut-être pas finalement aussi judicieux que vous l'imaginiez *a priori*. C'est normal et cela ne remet aucunement en cause vos choix. Il s'agit seulement de tenir compte des conseils pour améliorer la présentation de votre document.

Il peut aussi être bon d'expliquer aux élèves en début d'année votre démarche pédagogique au niveau de la mise en page. Le code pour les consignes, l'encadré pour les objectifs, la signalétique pour les exercices, tout cela mérite une explication et votre public sera attentif et réceptif à vos efforts dans ce domaine.

BON À SAVOIR

Pour être en phase avec vos élèves, vous pouvez également distribuer un document demandant à chaque élève ce qu'il pense de vos choix de mise en page, de signalétique. Un sondage tout simple permet, en toute humilité et objectivité, d'anticiper les malentendus éventuels, de s'assurer que vos objectifs ont bien été compris, de vérifier que votre mise en page est opérationnelle et de montrer à votre auditoire que vous restez à son écoute.

Vous voilà armé pour produire des supports de cours bien structurés, à "haute valeur pédagogique". Vous avez fini par créer une feuille de style qui sera votre label de qualité et votre touche personnelle. Dans la pratique, ces conseils ne vous demanderont au final que peu de travail supplémentaire et, par contre, garantiront toute l'année une qualité et une cohérence qui satisferont vos élèves.

Concevoir un document pour prendre des notes

Suivez les bonnes traces (écrites)

Il est de coutume de rédiger une trace écrite en fin de cours. Parce que les élèves oublient vite ce qui a pu se dire d'important durant la séance. C'est une preuve matérielle qu'il s'est passé quelque chose durant ces 55 minutes, que les élèves ont appris ou découvert une notion, une démarche, le sens d'un texte. Ce sont d'ailleurs souvent eux qui réclament : « Qu'est-ce qu'on écrit aujourd'hui ? »

LA TRACE ÉCRITE

Dès le collège, l'initiation à la prise de notes contribue à faire acquérir une certaine autonomie aux élèves. Savoir prendre des notes constitue même un objectif à atteindre pour l'entrée au lycée.

Objectifs de la prise de notes

Prendre des notes est une activité complexe qui exige un entraînement régulier car il s'agit d'écrire l'essentiel avec un maximum de rapidité. À vous donc de prévoir des temps, des documents qui favorisent cet apprentissage. Selon le déroulement de votre séance et les objectifs fixés, vous allez faire appel à l'une de ses finalités :

– vous souhaitez fixer les notions vues en classe. Dans ce cas, la trace écrite est le moyen de faire mémoriser les contenus liés à votre discipline, ce que l'élève doit retenir de votre séquence ;

– vous voulez que vos élèves réfléchissent. La trace écrite peut alors être imaginée pour reformuler des idées, mettre en relation les informations, résumer des propos ;

– votre objectif est l'acquisition et la maîtrise de la langue. Par une pratique régulière de la trace écrite dans vos séances, vous allez permettre à vos élèves de se perfectionner dans l'expression écrite.

Sachez que la prise de notes demande un effort d'attention et de concentration. Elle n'est pas simplement un exercice de transcription, mais fait au contraire appel à un ensemble de processus intellectuels complexes.

BON À SAVOIR

Il est utile de rappeler la différence de fonctionnement entre nos deux hémisphères cérébraux : le gauche et le droit.
Vous pouvez constater cette différence chez les élèves : un élève peut très bien exprimer une idée par le dessin, tandis qu'un autre peut exprimer cette même idée par la parole.
En effet, pour une même information, nous pouvons avoir un mode de représentation différent :
– on voit un objet, une image : mémoire visuelle ;
– on entend un son : mémoire auditive ;
– on ressent une émotion ou on sent une odeur : mémoire kinesthésique.
Par conséquent, faire travailler les différents modes favorise la mémorisation.

Des notes de qualité

BON À SAVOIR

La trace écrite est une référence pour l'élève : cela ne doit pas être une copie ni un résumé du manuel, mais un ensemble des principales idées dégagées pendant le cours et répondant à une problématique posée en début de séance.

Donnez aux élèves les moyens de prendre des notes correctement (cela conditionne ensuite ce qu'ils vont retenir). Soyez vigilant et rigoureux, notamment pour les collégiens. Jusqu'à la quatrième incluse, l'usage du tableau de la classe doit être systématique : adaptez le nombre de lignes et les difficultés en fonction du niveau. En fin de collège puis au lycée, la trace écrite peut commencer à être réalisée à partir d'un plan écrit, de mots clés (préparation à la prise de notes). Quoi qu'il en soit, elle est modulable en fonction du profil de la classe, du moment dans la journée, dans l'année.

BON À SAVOIR

Si vous avez prévu que vos élèves prennent des notes sur un document, vérifiez qu'il existe réellement de la place pour écrire, compléter – ligne, cadre… Avant de distribuer, faites vous-même le test : le traitement de texte est souvent trompeur.

Pendant la prise de la trace écrite par les élèves, attirez leur attention sur les mots importants (code couleur, soulignement…), les difficultés orthographiques du texte, la place d'un mot sur la carte, la rédaction rigoureuse de l'énoncé de la règle, d'une propriété. Veillez aussi au contrôle immédiat par une aide auprès des élèves lents ou en difficulté : ils ne pourront pas retenir des notions mal écrites et des notes incomplètes.

BON À SAVOIR

Pourquoi ne pas faire une vérification systématique et régulière des cahiers ? Quelques-uns peuvent être relevés ponctuellement, ou alors vous décidez d'évaluer les classeurs à un moment déterminé (c'est un moyen de valoriser les élèves, puisqu'il s'agit d'une compétence que vous souhaitez valoriser).

UN DOCUMENT ADAPTÉ

Souvent, les élèves notent à toute vitesse, pour être sûrs de ne pas perdre un seul mot. Concentrés sur leur prise de notes, ils ne sont plus réceptifs à votre discours. À vous donc, lors de la réalisation de vos séances, de bien réfléchir à la place de la trace écrite : prévoir des temps pour la réaliser, mais aussi parfois envisager la possibilité de l'inclure en partie dans vos documents.

Elle peut prendre des formes diverses :

- – individuelle : dans le cahier de l'élève sous forme de textes, de tableaux, de schémas, de croquis etc. Suite à une observation, une activité, il peut être nécessaire de légender un schéma. Une règle peut être notée en fin de séance après sa découverte. Vos documents doivent être conçus pour cela ;
- – collective : sous forme d'affichages sur les murs (en classe, au CDI, dans les couloirs). Parfois, il peut être utile de synthétiser des connaissances, mais de conserver une trace écrite pour la classe. Un poster affiché dans la classe fixe les choses.

Dans la mesure du possible, lors de vos séquences, pensez à varier les supports de prise de notes : résumé, croquis, tableau, graphe, carte, organigramme, chronologie, texte annoté, questionnaire relatif à une sortie.

La source d'information

Quand on parle de prise de notes, on pense immédiatement à une prise de notes à partir d'une source orale, mais vous pouvez varier le contexte et la provenance des sources :

- – à partir de l'oral : cours magistral, exposé… ;
- – à partir de sa propre source mentale (mémoire, réflexion) : dans le cadre d'un exercice ou d'une évaluation ;
- – à partir d'une observation directe de la réalité : une analyse suite à la diffusion d'une vidéo, la rédaction d'un compte rendu de travaux pratiques ;
- – à partir d'un écrit (documents, livres…) : la préparation d'un dossier, l'écriture d'une synthèse.

Les sources peuvent donc être de natures différentes. Souvent, vous pouvez faciliter la prise de notes que vous souhaitez en fonction de la situation et concevoir des documents qui vont assister et guider vos élèves.

Méthodes de prise de notes

À vous de trouver la prise de notes qui conviendra le mieux à la situation et à vos élèves. Cela conditionne la forme de vos documents. Voici quelques méthodes pour vous guider :

- méthode structurée : cette méthode consiste à ordonner les idées selon un plan précis (titres, sous-titres) en les présentant sous forme d'énumération afin de visualiser clairement le plan. Dans le cadre d'un cours magistral, au lycée, vous pouvez écrire uniquement le plan de votre cours au tableau et présenter oralement le contenu ;
- méthode pré-cadrée (normée) : des documents sont élaborés afin de recueillir les informations. Cette méthode permet de noter les informations importantes ou d'éviter des oublis majeurs ;
- méthode heuristique : favorise la créativité et la spontanéité.

En séance de travaux pratiques : pour donner la priorité au protocole expérimental, la trace écrite est limitée aux observations et aux mesures.

EN PRATIQUE

PRISE DE NOTES : TRAVAUX PRATIQUES

VOLUME DE BUTANE
Avec une éprouvette graduée, claculer le volume V.
Expliquez ce que vous faites.
Le volume correspond à la quantité de gaz échappée du briquet.

$V = \quad$ mL

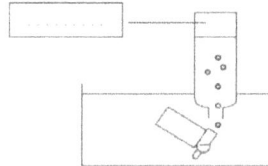

MASSE DU BRIQUET VIDE
Avec la balance électronique, noter la masse m1 du briquet
(une fois séché).

$m1 = \quad$ g

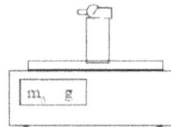

EXPLORATION DES MESURES
On cherche la masse de gaz qui est sortie du briquet.
On connait déjà la masse du briquet plein et du briquet vide.

Écrire une relation entre m, la masse du gaz, m0 et m1 :
$\qquad m = \quad -$
calcul $\quad m = \quad -$
$\qquad m =$

Compléter le tableau de proportionnalité :

	Mon TP	1L butane
Vol. (gaz)	V =	V = 1 L
Masse (gaz)	m =	

EN PRATIQUE

PRISE DE NOTES : MÉTHODE HEURISTIQUE

– Notez au centre de la feuille le thème traité ;
– notez sur différentes branches partant du centre les idées qui viennent à l'esprit des élèves ;
– poursuivez l'arborescence par de nouvelles associations d'idées.
Thème : le collège

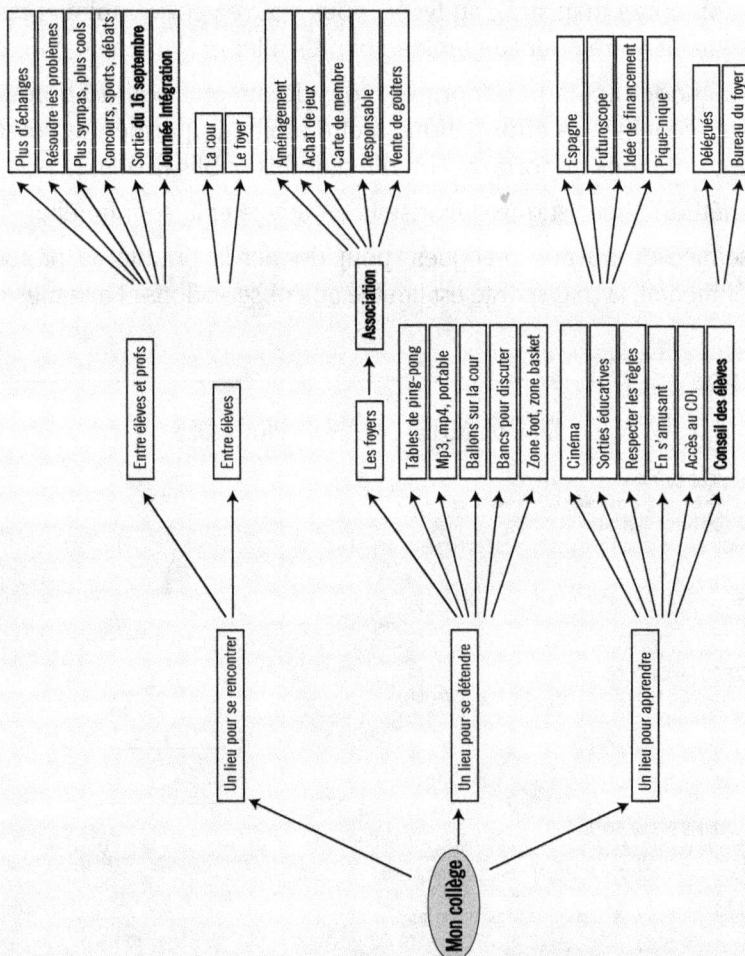

Les élèves ont organisé en quelques minutes les idées qui leur sont venues à l'esprit. Le document a été ensuite mis en forme avec un logiciel (▶ fiche 7).

Quelques activités

Pour les jeunes élèves du collège, vous pouvez varier (mais cela ne doit pas être systématique) les types de traces écrites. Il convient de ne pas tomber dans la facilité (fiche déjà complétée à chaque séance), mais de faire en sorte que le mode de saisie des notes soit satisfaisant pour tout le monde. Pour la gestion du temps et du bon déroulement de votre séance, évitez de faire prendre une trace écrite trop longue (et parfois trop complexe).

Vous pouvez donc, en fonction de votre séance, concevoir un document spécifique à la prise de notes :

– texte à trou : les élèves complètent uniquement les mots clés et les parties importantes. Cela permet de retenir l'essentiel et de conserver l'écoute en classe (voir exemple précédent) ;

– donner les débuts de phrases à compléter individuellement et par écrit suite à un échange oral. Cela favorise l'entraînement à la prise de notes. Mais soyez vigilant et contrôlez leurs écrits.

Au lycée, par contre, la prise de notes est une compétence qui est globalement bien maîtrisée. À vous, au gré de vos séquences, de varier les méthodes et de veiller à ce que tout le monde le fasse correctement. La mise en ligne de vos cours, l'accès à vos références du CDI sont des atouts supplémentaires qui vont aider celui qui a encore des difficultés.

• En début d'année, expliquez les abréviations, les sigles, les symboles qui peuvent aider vos élèves à prendre rapidement des notes.

• Réfléchissez sur l'usage du tableau : les éléments que vous écrivez au tableau et les informations que vous énoncez oralement. Trouvez le juste équilibre en fonction de votre classe. Si vous avez des doutes, demandez leur avis aux élèves.

• Vous pouvez aussi associer vos élèves à la préparation d'une trace écrite (synthèse de cours, fiche résumé…). Il sera d'autant plus facile pour vos élèves de mémoriser une trace écrite que vous les avez associés à sa rédaction.

BON À SAVOIR

Pour les lycéens, les principes du wiki (▶ fiche 24) et du travail collaboratif (exploitez les possibilités de l'espace numérique de travail de votre
établissement) peuvent être des dispositifs permettant de favoriser cette
rédaction. Le document final sera contrôlé puis édité sous forme de poly-
copié, etc.

S'il s'agit de compléter une figure, un schéma ou une carte, vous allez
prévoir le document correspondant. Pour aider à la prise de notes,
l'utilisation du rétroprojecteur pour montrer un transparent ou du
vidéoprojecteur est un atout qu'il vous faut maîtriser. Toutes les classes
ne sont pas encore équipées d'un tableau blanc interactif (▶ fiche 10),
mais vous pouvez déjà, à moindres frais, exploiter les avantages de
cette technologie grâce à un petit logiciel.

BON À SAVOIR

Pointofix (http://www.pointofix.de/download.php) est une petite barre
d'outils graphiques très pratique pour dessiner directement sur votre écran.
Il s'adresse aux utilisateurs ayant besoin de faire des présentations ou des
démonstrations en permettant de dessiner sur l'écran, sans altérer le document. À tester de toute urgence avec un vidéoprojecteur, c'est simple, libre
et gratuit.

La trace écrite est l'un des moments clés dans le déroulement
de votre séance. Elle est une étape essentielle dans le
processus d'apprentissage de vos élèves. Pensez et préparez
vos documents en conséquence pour que leur prise de notes
soit satisfaisante.

Faire travailler les élèves en autonomie

Le faire solitaire

La question de l'autonomie a le mérite de ne laisser personne indifférent. Elle suscite même parfois chez les professeurs de vives polémiques : certains évoquent leur capacité à se prendre en charge et leur sens des responsabilités… D'autres, au contraire, se plaignent du fait que les élèves sont incapables du moindre travail autonome, qu'ils en profitent pour ne rien faire dès qu'on leur tourne le dos. Que mettre en place pour développer cette autonomie dans vos classes ?

UNE VOLONTÉ DE TOUS

Dans les projets d'établissements, les instructions officielles et chez les enseignants, l'autonomie est au centre de tous les discours. Nous voulons tous former des élèves autonomes.

En situation d'autonomie, vos élèves doivent se fixer des objectifs concernant le contenu à apprendre et mettre en place une stratégie permettant de les réaliser. Ils réalisent le plan prévu, en prenant des notes concernant leur démarche. En fin de processus, ils peuvent déterminer si la stratégie était adéquate en fonction du résultat obtenu.

Depuis 2000, les travaux personnels encadrés – en lycée général – puis les itinéraires de découverte – en collège – se sont mis en place avec un objectif avoué : accorder une plus grande autonomie aux élèves. Bien sûr, la mise en œuvre des IDD et des TPE exige des adaptations au niveau de votre établissement. Sur le terrain, les expériences prouvent que cela fonctionne. Les emplois du temps ont été revus pour que les acteurs du projet soient ensemble (les intervenants, le documentaliste), les locaux ont été réservés en priorité (le CDI, la salle multimédia, le laboratoire…).

Des attentes mutuelles

Aujourd'hui, au collège, le socle commun de connaissances et de compétences fait la part belle aux compétences liées à l'autonomie et à la prise d'initiative des élèves en leur consacrant l'ensemble du pilier 7.

BON À SAVOIR

« L'autonomie de la personne humaine est le complément indispensable des droits de l'homme : le socle commun établit la possibilité d'échanger, d'agir et de choisir en connaissance de cause, en développant la capacité de juger par soi-même. L'autonomie est aussi une condition de la réussite scolaire, d'une bonne orientation et de l'adaptation aux évolutions de sa vie personnelle, professionnelle et sociale. Il est également essentiel que l'école développe la capacité des élèves à apprendre tout au long de la vie. » Extrait du pilier 7 du *Socle commun de connaissances et de compétences* (décret du 11 juillet 2006).

Derrière cette notion complexe d'autonomie, des attitudes, des comportements, des compétences qu'il vous appartient ensuite de reformuler et d'expliquer à vos élèves :

– être capable de lire et de comprendre des consignes ;
– être capable de se fixer un objectif, de prendre les moyens pour y parvenir et d'évaluer le résultat ;
– être capable de surmonter une difficulté en revenant en arrière, en cherchant le renseignement au bon endroit, en consultant un document ou un dictionnaire ;
– être capable de choisir ses partenaires de travail, d'organiser un travail de groupe en fonction des objectifs que l'on vise ;
– être capable de chercher un renseignement ou un document sans avoir à demander d'autorisation mais sans déranger le travail de ses camarades ;
– être capable de se mettre au travail en l'absence du professeur.

SITUATIONS PÉDAGOGIQUES

Les situations où l'élève va pouvoir mettre en œuvre sa capacité à être autonome sont nombreuses et variées. Toutes les phases d'apprentissage – travaux de groupe, mais aussi travail individuel – sont propices pour développer ce genre de compétences. Attention, cette autonomie ne sera effective qu'avec des documents élaborés dans cet objectif.

Dans le cas d'un document distribué aux élèves, prenez le temps de bien le concevoir de façon à ce que les élèves puissent avancer dans leur travail sans votre assistance.

Vous souhaitez qu'ils réussissent seuls, alors donnez-leur les moyens d'y parvenir. Pour cela, il suffit de respecter des règles de base :

– rédigez précisément les consignes : une consigne mal ciblée obligera l'élève à vous solliciter à tout moment, brisant ainsi le rythme prévu (▶ fiche 16) ;

– expliquez clairement les objectifs, les moyens qu'il peut mettre en œuvre pour y parvenir sans votre aide ;

– donnez des instructions écrites pour organiser le travail, surmonter une difficulté, chercher le renseignement au bon endroit, et faire le point sur les outils à disposition (manuel, dictionnaire, ordinateur…) ;

– donnez les indications qui permettront à l'élève de vérifier lui-même ses avancées et de valider ses apprentissages.

EN PRATIQUE

EXEMPLE DE FICHE DE TRAVAIL EN AUTONOMIE

Cette fiche permet aux élèves de réactiver leurs connaissances de 5e. Le robot produit sert de support aux futures activités de 4e

Gaston et la robotique

Gaston ne veut plus être en retard. Il a donc décidé de prendre de l'avance et de se mettre à la haute technologie !
Son idée géniale : un **robot lumineux électrique**.
Si on en veut pas que ces inventions se transforment en catastrophes, il va falloir le surveiller …
Je compte donc encore une fois sur vous.

Pascal

> Définition du projet : Il s'agit de fixer l'objectif général et d'impliquer les élèves.

votre travail [par groupe de 3 maximum]

étape 1   choix du **matériau** de la structure de votre **robot**
étape 2   choix des **composants** électriques de votre circuit
étape 3   choix du **type de circuit** électrique à réaliser
étape 4   réalisation de votre **projet**

> Les différentes étapes sont clairement établies.

⚠ Attention, votre projet sera évalué selon plusieurs critères

▢ l'aspect général

▢ la qualité de votre montage électrique et de vos explications

▢ l'aspect esthétique de votre robot [Election de Mégarobot]

> La production finale doit répondre à des critères précis définis au départ.

remarque   le choix des types de composants (piles, etc …) et des types de montages n'est pas un critère d'évaluation.

...∕...

.../...

Votre robot pourra très utile pour des activités ultérieures, il faut donc qu'il soit relativement robuste et que le montage électrique soit accessible !

> Des conseils peuvent être ajoutés pour éviter le questionnement et l'erreur.

Bonne réflexion

Pascal, un ami de Lagaffe !

A ce sujet
Gaston et la robotique
Gaston veut inventer un robot lumineux électrique. Mais, il va avoir besoin d'aide ...

Compétences visées
mener un projet à plusieurs
proposer des idées et écouter
réaliser un montage électrique

> Les compétences visées sont spécifiques au travail en autonomie.

Consignes
lire ce qui est demandé
travaillez au brouillon

BON À SAVOIR

Même si vous avez pris la peine de produire un document clair et précis pour que vos élèves soient le plus autonomes possible, n'hésitez pas à préciser oralement le double objectif de cette activité : travailler sur un contenu disciplinaire, mais aussi acquérir des méthodes de travail pour y parvenir. Une petite auto-évaluation formative peut finaliser la séance, en permettant à chacun de faire le point sur ses capacités à travailler en autonomie, et servir de support pour la prochaine séance de ce type.

Faire travailler vos élèves en autonomie doit faire désormais partie de vos priorités. À vous de mettre en place des dispositifs favorisant l'acquisition de cette compétence.

Élaborer des fiches d'exercices
Gare à la consigne !

Dans tous les types d'apprentissage, l'exercice représente une activité indispensable à la mise en place, chez vos élèves, de mécanismes leur permettant d'acquérir un certain nombre de compétences. Exercices d'entraînement, d'approfondissement ou évaluations : comment faire en sorte que les exercices soient adaptés à chacun, ne soient pas vécus comme une épreuve, mais au contraire comme une activité valorisante ?

TRAVAUX DIRIGÉS

Faire le point

Lors d'une séance de découverte de nouveaux savoirs, une phase d'exercices est une activité indispensable : elle va permettre aux élèves de votre classe de se confronter à une situation ou de mettre en pratique les compétences récemment acquises. Chaque question va donc être une occasion de faire appel à leurs connaissances, de mettre en œuvre des processus mentaux qui leur permettront de résoudre et mener à bien leur solution.

BON À SAVOIR

Un élève à dominante auditive va privilégier la méthode *déductive*, et sera plus à l'aise en apprenant le cours avant de réaliser les exercices. L'acquisition des leçons comprend la construction d'une synthèse, son apprentissage par cœur, puis son utilisation dans les exercices. Cet enchaînement entraîne la maîtrise de la leçon.
Dans le cas de la méthode *inductive*, l'élève sera plus à l'aise en faisant les exercices avant de construire votre synthèse de cours. Souvent, ces élèves ont besoin d'être stimulés par les questions de l'exercice pour trouver la motivation et l'intérêt à mémoriser le cours.

Suite à une séance d'exercices, vos élèves doivent être en mesure de connaître les compétences qu'ils ont su valider, celles qui demandent encore de la consolidation et les notions qui n'ont, pour le moment, pas encore été bien comprises. À partir de cette évaluation formative, votre mission va être donc de remédier à cette situation : proposer une correction collective, mettre en place un dispositif différencié, intervenir spécifiquement avec un petit groupe d'élèves. Pas si facile que ça finalement !

Exercices adaptés

Question préliminaire : est-il réellement indispensable que tous les élèves fassent le même exercice au même moment et dans le même temps ? Bien sûr que non. Mais c'est plus facile à dire qu'à faire. Quelques idées :

- en les choisissant, en sorte qu'ils soient complémentaires, vous pourrez ainsi enrichir la correction, la mise en commun et multiplier les interventions, les explications. Ainsi, l'objectif peut être identique, mais il peut s'appuyer sur des documents et des questionnements différenciés ;
- vous pouvez, dans les exercices en classe, comme en travail personnel à la maison, donner des exercices différents sur une même notion : différents par la nature (texte, croquis, image…), différents par le questionnement (précis pour certains, plus ouvert pour les autres). Vous favoriserez ainsi le travail personnel de l'élève en fonction d'objectifs spécifiques de votre leçon ;
- en fonction des résultats, vous pouvez préparer également des exercices différenciés. Les uns seront amenés à retravailler des compétences mal maîtrisées. Les plus rapides pourront aborder des thèmes d'approfondissement qui n'auraient pas pu être abordés en classe entière.

CONCEPTION D'EXERCICES

Il s'agit donc pour vous d'élaborer ces exercices rigoureusement. Un exercice difficile qui dépasserait les capacités de l'élève placerait celui-ci dans une situation d'échec.

Difficulté

Les difficultés inscrites dans l'exercice doivent solliciter l'élève à la mesure de ses capacités. Vous devez, lors de la conception de vos propres exercices ou des choix des exercices proposés dans leur manuel, vous assurer qu'ils sont bien compatibles avec les objectifs spécifiques de votre séance. Ne proposez pas d'activités d'entraînement au hasard : proposez un ordre d'exécution des exercices, donnez peut-être un indice supplémentaire, une fiche d'aide s'il s'agit d'un travail pour la maison. Permettre aux élèves de résoudre par eux-mêmes leurs exercices leur donnera de la motivation et valorisera leur travail.

> **BON À SAVOIR**
>
> Dans le travail à la maison, des exercices trop compliqués risquent de décourager vos élèves, en particulier ceux qui n'ont pas encore bien acquis les notions et qui ont encore besoin de consolider leurs savoirs. Ils risquent d'abandonner !

Les exercices peuvent faire l'objet d'une évaluation formative. Mais cela doit s'inscrire dans la logique des critères que vous avez définis en début de séquence. D'autre part, votre questionnaire doit prendre en charge au mieux les différents niveaux de la difficulté et peut comporter, par exemple, une alternance de questions faciles puis difficiles. Cela permettra à vos élèves, quel que soit leur niveau, d'obtenir un bilan plutôt encourageant. Il sera toujours temps de faire une évaluation sommative en fin de séquence.

Les consignes

> *Professeur expérimentée dans un lycée professionnel, j'enseigne la vente en seconde bac professionnel "Commerce et vente". La provenance du public est très variée : cela va d'élèves de seconde générale réorientés à d'autres issus de troisième DP6 (découverte du milieu professionnel, 6 heures) en passant par des élèves de CAP.*
> *Parmi les discussions en salle des professeurs, une est récurrente : le respect des consignes dans les évaluations. Récemment, lors d'un*

devoir, j'ai écrit la consigne suivante: "Que veut dire DLC?" (réponse: date limite de consommation). Une grande partie des élèves de la classe n'a pas précisé la signification du sigle mais au contraire s'est précipitée pour donner la définition. Ils n'ont donc pas rédigé la réponse que j'attendais d'eux.

Petite inquiétude de ma part: ai-je été suffisamment claire dans ma consigne? Me suis-je bien fait comprendre?

Bon nombre d'élèves de cette classe, par ailleurs très hétérogène, ont de sérieuses difficultés dans la lecture et la compréhension des consignes. Depuis ce constat préoccupant, je me permets très régulièrement, lors des exercices d'application ou des corrections de devoirs, de faire la relecture des consignes. Je suis désormais plus vigilante sur la rédaction de mes propres consignes: je décompose les objectifs complexes en plusieurs consignes simples pour être comprise par tout le monde et je teste parfois mes propres consignes avec mes collègues afin de lever toute ambiguïté.

Une réflexion collective sur la consigne par l'équipe pédagogique de cette classe a déjà été amorcée pour aider à la fois les enseignants et les élèves à mieux se comprendre.»

Dominique, professeur de vente en lycée professionnel.

Concevoir une consigne de travail est une activité délicate qui mérite réflexion. De la qualité de la consigne dépendra, en partie, la qualité du travail effectué. Une même consigne peut être interprétée différemment par plusieurs élèves. Vous devez donc rédiger une consigne qui sera comprise de la même manière par l'ensemble des élèves. Des consignes claires contribuent à réduire l'anxiété et le doute de certains élèves avant d'accomplir l'exercice.

Plusieurs solutions pour aider vos élèves à comprendre vos consignes:

- faites reformuler régulièrement la consigne au cours de la réalisation afin que vos élèves veillent à la garder présente à l'esprit;
- faites contrôler par vos élèves si, à chaque étape, ils se rapprochent bien de la production attendue;
- habituez les élèves à relire leur travail en relisant la consigne et à le rectifier si nécessaire.

Les conditions dans lesquelles la tâche doit être menée sont évidentes pour vous, mais uniquement sous-entendues. Certains élèves échouent car ils n'ont pas intégré réellement vos principes de fonctionnement. Préciser l'intérêt de l'exercice va donc permettre à l'élève de le situer dans le cadre de la séance et de la séquence. Dans la consigne, vous pouvez aussi ajouter des informations supplémentaires :

- – préciser où, comment et sous quelle forme l'exercice doit être réalisé ;
- – redonner les outils d'aide à la réalisation de l'exercice ;
- – inciter à utiliser le cahier de brouillon ;
- – faire copier la consigne écrite de l'exercice à réaliser pour en faciliter la compréhension ;
- – entraîner les élèves à planifier leur travail et à préparer le matériel nécessaire avant sa réalisation.

LA CORRECTION

Lorsque vous avez conçu votre fiche d'exercice, vous devez également rédiger la correction. Cela permet souvent de repérer les erreurs ou des difficultés que vous n'aviez pas estimées. Pour que la correction de l'exercice soit intéressante pour vos élèves, il ne faut pas qu'elle se limite à supprimer leurs erreurs. Le travail de correction est une activité entière que vous ne devez pas négliger.

- • Choisissez des supports adaptés à la situation.
- • Projetez les exercices qui ont posé des problèmes à l'écran et essayez d'analyser avec les élèves les raisons de leurs difficultés.
- • Listez leurs propositions de solutions et faites-les réagir en justifiant leurs réponses.

Faites des suggestions pour guider les élèves tout en leur laissant une réelle autonomie. Appuyez-vous sur leurs propres solutions ainsi que sur la correction générale de l'exercice : chacun pourra, avec profit, exploiter des idées données par ses camarades.

Correction à l'ordinateur

Comment transformer une correction de texte en une activité agréable et valorisante ? Sur une copie ou un cahier de brouillon, les corrections deviennent vite confuses et l'élève est sans cesse tenté de recopier son texte pour qu'il soit propre. Dans un travail de rédaction, par exemple, l'outil informatique permet d'éviter ce souci : l'élève a toujours sous les yeux un document lisible. Son effort est alors recentré sur les corrections d'orthographe, de grammaire, l'enchaînement de ses idées et non plus la seule mise en page.

Une correction d'exercice ne doit pas systématiquement être effectuée en groupe classe. Il peut être parfois profitable pour vos élèves de faire simplement une auto-évaluation avec un corrigé, une comparaison de résultats en binôme.

BON À SAVOIR

Vous pouvez envisager des petits exercices sous forme de quiz. Il existe de petits logiciels (▶ fiche 13) qui permettent de développer, sans trop de connaissances, des questionnaires conviviaux et plutôt sophistiqués. Vos élèves en général réservent un accueil enthousiaste à ce genre de pratique d'exercices rapides et efficaces. Dans ce cas, la correction est immédiate et peut même être individualisée. Le quiz s'exécute sur un ordinateur. Une étude statistique des réponses données permet de faire un retour rapide : justifier des bonnes réponses et des erreurs, et ne remédier qu'aux questions qui ont réellement posé problème.

Ne vous contentez plus de sélectionner des exercices stéréotypés issus d'un manuel. Pourquoi ne pas commencer l'année par un travail sur les consignes ?

Concevoir des documents d'évaluation

Parce qv'ils le valent bien

Ah, les notes ! Mesurer des acquis scolaires de façon fiable, trou-
ver une méthode pertinente pour évaluer vos élèves. Exercice
délicat. Comment évaluer différemment vos élèves dans une
perspective essentiellement formative : reconsidérer l'erreur,
utiliser d'autres outils, se mettre au livret de compétences, éva-
luer des tâches complexes sans les réduire à des listes d'items.
Faites un petit bilan…

UN OUTIL INDISPENSABLE

Pendant longtemps, l'évaluation a été exclusivement normative, cherchant à mesurer l'écart entre les résultats des élèves et une norme. Elle
s'inscrivait dans une logique de contrôle et était assimilée simplement
à la notation. Une telle conception s'oppose aujourd'hui à la réflexion
portée sur l'apprentissage qui reconnaît le bénéfice pédagogique du
traitement de l'erreur.

Pourquoi évaluer ?

- Évaluer, c'est donner de la valeur. L'évaluation doit donc aider vos
  élèves à percevoir leur capacité à progresser.
- L'évaluation doit être considérée comme un moyen de produire du
  sens. Elle doit permettre de vous renseigner – ainsi que l'élève – sur
  l'état de ses connaissances.

Quand évaluer ?

L'évaluation est aujourd'hui plus que jamais un outil indispensable d'accompagnement de l'apprentissage. Vous allez donc élaborer des outils d'évaluation pour accompagner l'apprentissage de vos élèves et mesurer le chemin parcouru en cours de séquence. Selon que vous situez l'évaluation au début, pendant ou à la fin d'un apprentissage, elle n'aura pas les mêmes visées. La forme du document et son contenu seront aussi différents.

- Évaluation sommative : elle prend place généralement à l'issue d'une séquence. Dans ce contexte, vous souhaitez vérifier si l'élève a acquis ou non l'ensemble des savoirs (théoriques, méthodologiques ou pratiques).
- Évaluation formative : dans ce cas, votre démarche consiste à guider l'élève dans son travail. À cette fin vous recueillez des informations relatives à ses difficultés d'apprentissage. Sur la base de cette interprétation vous pourrez alors adapter vos aides.
- Évaluation diagnostique : vous voulez simplement faire le point sur les pré-acquis de chaque élève. Ces informations vont être essentielles pour vous afin de proposer des activités cohérentes avec les capacités réelles de vos élèves.

BON À SAVOIR

Les recherches les plus récentes indiquent que l'évaluation formative est un facteur clé pour améliorer la réussite des élèves. Si vous associez vos élèves au parcours d'apprentissage, en leur permettant d'évaluer régulièrement leurs progrès, alors l'évaluation aura réellement du sens et sera véritablement formatrice.

Comment évaluer ?

Pour augmenter les chances de réussite de vos élèves, il est important de varier les types d'évaluation et les moments. Le classique contrôle sur table est la méthode la plus couramment employée pour évaluer. Il existe néanmoins de nombreuses autres modalités d'évaluation. Certaines sont faciles à mettre en œuvre : la tenue du cahier ou du classeur, la régularité dans la recherche des exercices à la maison… Sachez donner du sens à l'évaluation en définissant des critères d'évaluation valorisants pour vos élèves.

N'abusez pas des grandes évaluations, qui prennent sur votre temps propre d'enseignement. Dans une séance, vous pouvez programmer un court moment d'évaluation : cela peut être une rapide interrogation orale sur des choses très précises, un questionnaire à choix multiple (QCM). Cette évaluation, rapide à corriger pour vous, peut être réexploitée immédiatement ou lors de la séance suivante.

BON À SAVOIR

Selon une récente étude, les examens basés sur les QCM sont de meilleure qualité que ceux qui exigent que les élèves développent des solutions étendues aux problèmes posés. Une comparaison avec des examens plus longs prouve que les QCM sont équivalents quant à l'évaluation des performances relatives des élèves. De plus, ce type de questionnaire présente des avantages supplémentaires. Les QCM facilitent les évaluations dans les grandes classes, réduisent les ambiguïtés et les incohérences entre les correcteurs, et diminuent de façon drastique le nombre d'élèves contestant les corrections.

Une évaluation peut aussi s'effectuer à la demande de l'élève. Lorsqu'un de vos élèves se considère prêt, c'est-à-dire qu'il a probablement fait la démarche de faire le point sur ses savoirs et savoir-faire, il peut demander à être évalué. Cette initiative rend vos élèves acteurs de leurs savoirs.

DE NOUVELLES ÉVALUATIONS

Professeur d'anglais en collège depuis 10 ans, il m'a fallu affronter l'an dernier un énorme changement dans mon enseignement et plus encore dans ma manière d'évaluer les élèves. Ce changement s'appelait "niveau A2" ; c'est désormais le niveau qui sanctionne et qui valide l'ensemble des acquis en langues vivantes d'un élève de collège. Derrière ce niveau A2, il y a un ensemble de compétences communes à tous les collégiens en Europe que l'on retrouve dans le portfolio (ou passeport européen).

Aux oubliettes, les contrôles de vocabulaire, tests de grammaire et notes de participation ; désormais, il faut évaluer les élèves selon cinq compétences langagières :

- EOI : expression orale en interaction (conversation) ;

- EOC : expression orale en continu (exposé) ;

- CO : compréhension orale ;

- CE : compréhension écrite ;

- EE : expression écrite.

Depuis l'an dernier, évaluer les travaux d'élèves ne se résume plus à évaluer une notion grammaticale, un acquis lexical ou des connaissances culturelles et méthodologiques : ceux-ci sont devenus les moyens pour parvenir à nos fins, à savoir évaluer nos élèves dans les cinq compétences langagières ci-dessus.

Des exemples concrets ? En troisième, un élève doit être capable "d'échanger sur des sujets simples et familiers, sur lui, son environnement, sa famille, ses centres d'intérêts et ses amis" (passeport européen, niveau A2, EOI). Plus question de faire un contrôle de grammaire ou de faire rédiger un essai du style : "Présente-toi en une dizaine de lignes". Voici l'évaluation que j'ai proposée cette année : "Vous arrivez dans un nouvel établissement et au cours de l'entretien avec le directeur, vous donnez le maximum d'informations sur vous, votre famille, vos centres d'intérêts, etc."

En sixième, un élève doit être capable "de parler de ses talents, de ce qu'il sait faire ou pas" (passeport européen, niveau A1+, EE et EOC). Bannies les vignettes de vocabulaire à légender ; cette année, les élèves de sixième ont tous été convoqués au casting de High Scool Musical 4 *et devaient énumérer leurs innombrables talents afin d'être retenus pour le prochain film...*

En cinquième, un élève doit être capable "de comparer plusieurs éléments et d'en isoler un (superlatif)" (passeport européen, niveau A2, EE). Fini les phrases à reconstituer en modifiant l'adjectif ; l'année dernière, les élèves ont participé à l'élaboration de l'édition 2009 du Guinness Book of Records.

Dans cette nouvelle manière d'évaluer les élèves, il ne s'agit plus de les mettre en situation de contrôle, mais de leur donner une tâche à réaliser, de les faire se projeter dans une situation qui s'apparente à une situation du réel dans laquelle ils pourraient se retrouver un jour...

En conclusion, et même si je n'ai pas encore suffisamment de recul, je constate cependant une amélioration dans les productions des élèves, qui jouent en général le jeu et se projettent facilement dans les diverses situations proposées. De ce fait, leurs évaluations répondent davantage à un besoin de communication concret et leurs travaux sont en général de meilleure qualité. »

Françoise, professeur d'anglais en collège.

L'approche par compétence

BON À SAVOIR

Le programme énonce les contenus disciplinaires en termes de connaissances et de compétences à acquérir :
- connaissances, c'est-à-dire notions et concepts ainsi que savoir-faire propres à la discipline pour certains niveaux ;
- compétences terminales visées en fin d'année, dans la perspective de fin de cycle ou de fin de formation : le programme détermine chaque fois le niveau de compétence visé, en donnant une liste des tâches que les élèves devront être capables d'accomplir.

Si vous voulez donner du sens à vos évaluations, évitez de rendre une simple note qui finalement ne veut pas dire grand-chose en termes de savoirs acquis ou non. Concevoir un devoir ou un exercice en déterminant précisément vos attentes en termes d'apprentissage peut devenir, par contre, une excellente approche. L'évaluation par compétences a pour objectif de présenter des résultats plus pertinents pour les élèves en termes d'acquisition (▶ fiche 12).

Avec cette approche, lors d'un contrôle, vous les informez des compétences évaluées (pour des révisions efficaces). Votre travail va donc consister à concevoir des exercices, trouver des situations variées qui vont mettre vos élèves en situation.

- La correction ne va plus porter sur une série d'exercices, mais sur un nombre restreint de compétences (dans une même question, il est possible de valider deux compétences).
- Si une même compétence est évaluée dans plusieurs exercices, elle sera considérée comme étant évaluée plusieurs fois (dans un devoir

on peut avoir des résultats différents pour l'évaluation de la même compétence, ce qui signifie que le savoir est fragile).

• Sur la copie, une grille individuelle de compétences résume les résultats pour chaque élève. Vous pourrez toujours inventer ensuite une formule pour générer une note (en % ou sur 20) à partir de votre grille. Les deux éléments seront complémentaires.

EN PRATIQUE

ÉQUATION : GRILLE D'ÉVALUATION DE COMPÉTENCES/4^E

JE SAIS...	Ex 1	Ex 2	Ex 3	Ex 4	Ex 5	BILAN
4A : Résoudre un problème sans la « méthode experte ».						
4B : Mettre en équation un problème.						
4C : Résoudre une équation du premier degré à une inconnue.						
4D : Réduire une expression littérale à une variable.						
2A : Calculer la somme de deux relatifs.						
2B : Calculer la différence de deux relatifs.						
2C : Calculer le produit de deux relatifs.						
T1 : Répondre par une phrase construite.						
T2 : Appliquer des consignes.						

Liste des compétences évaluées dans l'évaluation

Compétences évaluées (blanc) et non évaluées (gris) par exercice.

Bilan de compétences pour chaque compétence de la grille.

Réservez un espace pour rédiger une remarque sur le bilan de compétences : conseils pour remédier, encouragements, etc. Vos élèves y seront très sensibles.

UN LIVRET DE COMPÉTENCES

Garder une trace du travail de vos élèves tout au long de leur scolarité est essentiel. Le livret personnel de compétences, défini par le décret n° 2007-860 du 14 mai 2007, permet de suivre la validation progressive des connaissances et des compétences du socle commun. Les expérimentations sont nombreuses.

Des grilles de références (http://eduscol.education.fr/D0231/accueil. htm) sont mises à votre disposition pour vous aider à concevoir les évaluations nécessaires permettant de renseigner le livret de chaque élève.

Afin de mettre en évidence la progression dans l'acquisition des grandes compétences du socle commun, ces grilles présentent les connaissances et les capacités attendues pour chacun des cycles concernés de la scolarité obligatoire.

Vous pouvez partir sur la conception d'un livret de compétences personnel, conçu comme une sorte de journal de bord de l'élève. Il met l'accent sur son processus d'apprentissage et s'inscrit dans cette nouvelle optique de l'évaluation. Par rapport à l'évaluation sommative (et les notes attribuées aux élèves), l'approche privilégie une évaluation formative. C'est pour l'élève un outil facilitant sa mise au travail et son autonomie :

– il sert de guide à l'élève tout au long de son année ;

– il lui permet de s'auto-évaluer, d'identifier ses aptitudes ;

– il garde la mémoire des travaux effectués pendant la scolarité de l'élève.

EN PRATIQUE

RETOUR SUR LE LIVRET DE COMPÉTENCES

Un petit sondage a été effectué auprès de 42 élèves de quatrième qui expérimentent depuis la rentrée l'évaluation et le livret de compétences en mathématiques et en sciences physiques :

Connaître les compétences évaluées dans un contrôle vous aide-t-il dans vos révisions ?

Oui	Non
81 %	19 %

Connaître les compétences évaluées dans chaque exercice vous aide-t-il pendant le contrôle ?

Oui	Non
74 %	26 %

Trouvez-vous que cela vous apporte davantage de renseignements qu'une simple moyenne générale ?

Oui	Non
88 %	12 %

Si oui, quels sont les renseignements que vous trouvez utiles ?

Oui	Non
87 %	13 %

Les compétences que vous avez acquises et celles que vous n'avez pas bien acquises :

Le code couleur

Oui	Non
76 %	24 %

Les pourcentages d'acquisition

Oui	Non
81 %	19 %

EN PRATIQUE

EXTRAIT D'UN LIVRET DE COMPÉTENCES, 4e

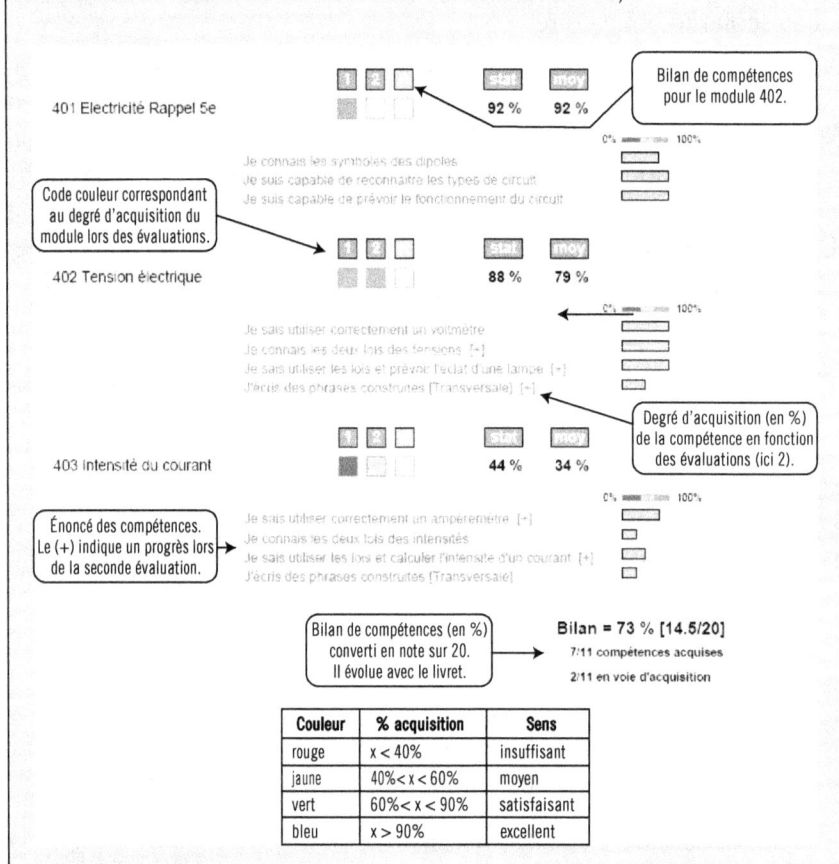

401 Electricité Rappel 5e — 1 2 — stat 92 % moy 92 %

Bilan de compétences pour le module 402.

0% ▬▬▬ 100%

Je connais les symboles des dipôles
Je suis capable de reconnaître les types de circuit
Je suis capable de prévoir le fonctionnement du circuit

Code couleur correspondant au degré d'acquisition du module lors des évaluations.

402 Tension électrique — 1 2 — stat 88 % moy 79 %

0% ▬▬▬ 100%

Je sais utiliser correctement un voltmètre
Je connais les deux lois des tensions [+]
Je sais utiliser les lois et prévoir l'éclat d'une lampe [+]
J'écris des phrases construites [Transversale] [+]

Degré d'acquisition (en %) de la compétence en fonction des évaluations (ici 2).

403 Intensité du courant — 1 2 — stat 44 % moy 34 %

0% ▬▬▬ 100%

Énoncé des compétences. Le (+) indique un progrès lors de la seconde évaluation.

Je sais utiliser correctement un ampèremètre [+]
Je connais les deux lois des intensités
Je sais utiliser les lois et calculer l'intensité d'un courant [+]
J'écris des phrases construites [Transversale]

Bilan de compétences (en %) converti en note sur 20. Il évolue avec le livret.

Bilan = 73 % [14.5/20]
7/11 compétences acquises
2/11 en voie d'acquisition

Couleur	% acquisition	Sens
rouge	x < 40%	insuffisant
jaune	40% < x < 60%	moyen
vert	60% < x < 90%	satisfaisant
bleu	x > 90%	excellent

Évaluer n'est plus une simple activité pour rendre des notes, mais devient un véritable outil de travail et d'accompagnement de vos élèves. Modifiez vos formes d'évaluation, vos documents doivent être conçus en conséquence. Travaillez avec vos collègues, l'évaluation est un vaste chantier.

Exploiter un document d'élève

La classe aux trésors

Lors de la préparation de vos documents, vous essayez souvent de vous mettre dans la peau de vos élèves. Que vont-ils pouvoir dire sur ce sujet ? Que vont-ils imaginer comme solution ? Alors, essayez de prendre le problème à l'envers. Pourquoi ne pas donner la parole à vos élèves ?

LA PAROLE AUX ÉLÈVES

Qu'il s'agisse d'une production individuelle ou collective, partir des représentations réelles de vos élèves pour consolider leurs propres savoirs sera sûrement très bénéfique. Cela vous évitera de proposer des éléments qui parfois n'évoqueront rien pour vos élèves, et ainsi de préparer des documents qui n'auront que peu de sens.

Objectif pédagogique

Envisager donc de construire des scénarios de séquences intégrant des productions d'élèves provoque souvent des situations pédagogiques extrêmement riches. Il existe des dispositifs spécifiques au collège (itinéraires de découverte) et au lycée (Travaux personnels encadrés) qui favorisent l'élaboration de documents divers et variés. Réaliser un diaporama, monter une séquence vidéo, écrire puis interpréter une scène de théâtre, expérimenter puis publier les résultats, voilà des activités que vous êtes à même de mettre en place si le cœur vous en dit.

Si l'occasion ne s'est pas présentée cette année, vous pouvez, dans votre discipline, aménager des moments propices pour ce genre d'expériences : les élèves sont en général volontaires pour ces initiatives, et intégrer leurs idées dans le processus d'apprentissage est souvent bien accueilli. Osez donc, même s'il s'agit au départ d'un projet modeste, et vous découvrirez par vous-même que les résultats sont souvent au-delà même de ce que vous attendiez.

Compétences spécifiques

EN PRATIQUE

VOYAGE SCOLAIRE

Lors d'un voyage en Espagne, des élèves de première ont enregistré des séquences vidéo sur des thématiques bien définies. Un film documentaire a ensuite été produit par les élèves, exploité en classe puis proposé dans le cadre d'un concours de lycéens. Ces travaux d'élèves ont permis de développer et de valider des compétences disciplinaires très précises, mais également d'enrichir leurs connaissances concernant l'utilisation de l'image, la technique de montage de séquence et la communication.

Si vous avez prévu de faire des productions d'élèves au cours de votre séquence, exploitez au maximum cette situation et commencez par lister les compétences spécifiques – ou supplémentaires – qui vont pouvoir être développées ou mises en œuvre lors de la réalisation de la production :

- la production d'un panneau destiné à être affiché en classe va développer l'écrit, la mise en page, le travail collectif et l'écoute des autres ;
- un exposé oral va par contre valoriser l'expression orale, la capacité des élèves à expliquer leurs propos ou répondre à des questions des camarades de classe.

Les choix du support de production vont donc conditionner le déroulement proprement dit de votre séquence, créer une atmosphère et une émulation, car produire est souvent générateur d'enthousiasme et de motivation chez vos élèves. Ce genre de projet va développer certes des compétences spécifiques, mais en contrepartie, va probablement réclamer du temps de préparation supplémentaire.

Donner la parole à vos élèves exige également de votre part un accompagnement de chaque instant. Votre rôle est essentiel pour assister vos élèves. La production ne sera de qualité qu'avec une réflexion en amont sur les objectifs, les moyens que vous avez définis.

• Dans votre découpage de séquence et la planification de vos séances, pensez qu'une production d'élève (panneau d'affichage, diaporama, mise en ligne d'article) va exiger du temps : les élèves voudront faire bien, mais ils voudront également des moyens : temps, disponibilité, etc.

• Les productions d'élèves peuvent également faire partie intégrante d'un projet plus général et notamment du projet d'établissement. Dans ce cadre, vous n'êtes plus seul, mais c'est l'équipe pédagogique qui, au gré de ses compétences et/ou projets, coordonne la production des élèves.

Projet d'élève et TICE

Chaque classe du collège peut être concernée par un projet, proposé par une discipline. Chaque élève doit réaliser une production intégrant les TICE dans une ou plusieurs disciplines prédéfinies à l'avance par l'établissement. Les professeurs de la discipline concernée choisissent le thème et donnent les consignes concernant le contenu de cette production. Cela peut aller de la production d'une affiche (avec illustration, graphique, tableau), selon le degré d'exigence et le niveau, à la conception d'un diaporama plus ou moins élaboré. Les projets soumis aux élèves ont tous en commun la maîtrise des quelques compétences TICE requises au collège. La finalisation du projet par l'élève prouvera sa maîtrise des compétences TICE pour un niveau donné, et donc des validations d'items du brevet informatique et Internet.

Synthèse, élaboration de contenu, validation

Les documents élèves peuvent – et c'est souvent le cas – être un objectif final : il s'agit de produire un document (personnel ou collectif) qui clôture ou synthétise plusieurs séances de travail. Il est souvent diffusé aux autres élèves (affichage en classe ou au CDI, visionnage sur un écran) et parfois porte à une évaluation ou à une validation de compétences particulières.

Pensez à la possibilité qui vous est offerte d'exploiter les productions de vos élèves en cours de séquence : elles deviennent non plus un document de validation ou de synthèse, mais des documents de travail qui vont participer à l'élaboration du contenu de votre propre séquence.

Il peut s'agir de partir des représentations initiales de vos élèves en début de séquence, ou alors de productions intermédiaires destinées à construire une future trace écrite ou une synthèse dans le classeur des élèves :

- rédaction d'une synthèse : l'usage du wiki pour produire collectivement un écrit ;
- présentation des comptes rendus d'expériences : mesures, calculs et conclusion ;
- élaboration de synthèse, exposé oral, vidéo, sketchs, théâtre.

LA PUBLICATION EN LIGNE

Dès que l'on quitte le domaine des programmes disciplinaires pour s'intéresser à celui du développement des usages des TICE, il est beaucoup plus souvent question de publication de travaux d'élèves.

> **BON À SAVOIR**
>
> Le pilier 4 du socle commun de connaissances et de compétences et le brevet informatique et Internet font état de compétences qui peuvent concerner la publication.
> Exemple de compétences extraites du B2I collège :
> Les domaines « Créer, produire, traiter, exploiter des données », « Communiquer et échanger » et « Adopter une attitude responsable » incluent des capacités à acquérir comme par exemple :
> - je sais publier un document numérique sur un espace approprié ;
> - je mets mes compétences informatiques au service d'une production collective ;
> - lorsque j'envoie ou je publie des informations, je réfléchis aux lecteurs possibles en fonction de l'outil utilisé.

L'idée dominante étant la valorisation des travaux de vos élèves, ou l'utilisation d'un support qui leur plaît particulièrement, voici quelques raisons qui peuvent vous motiver :

– valoriser les travaux des élèves, les savoirs qu'ils se sont appropriés et les sensibiliser à la publication sur Internet ;

– exploiter dans un contexte pédagogique ce nouveau support d'écriture dans une classe où les élèves ont des difficultés avec l'écrit.

Le blog, par exemple, offre aux élèves une situation de communication motivante (▶ fiche 24). Les mêmes types de remarques concernent la publication sur les environnements numériques de travail (ENT).

• Cet affichage numérique valorise et motive les élèves. L'approche est différente : le travail réalisé n'est plus une simple activité exercice mais une production destinée à un public extérieur à la classe.

• Il peut être intéressant également d'ouvrir un forum de discussion qui permettra aux membres de la communauté scolaire de réagir face à ces productions, d'engager des discussions, qui pourront selon les cas être réutilisées dans le cadre de cours.

La publication en ligne de travaux d'élèves ne doit pas être une simple validation de compétences de TICE. Vous devez peut-être aussi engager une réflexion plus globale sur les raisons qui motivent cette publication, sur les lecteurs potentiels de vos articles.

BON À SAVOIR

L'exercice des droits attachés à ces créations sera, pour l'élève mineur, exercé par les parents ou détenteurs de l'autorité parentale. Le problème se pose dès que l'établissement veut exploiter l'œuvre de l'élève en dehors de ce cadre strictement pédagogique dans un but annexe – voire étranger à la mission d'enseignement : promotion de l'établissement au travers des travaux des élèves sur le site Internet de l'établissement, exposition des travaux lors d'une journée porte ouverte ou au CDI.

Dans ce cadre, il convient de demander l'autorisation expresse (autorisation écrite avec signature originale pour une exploitation précise) à l'élève – même mineur – et à ses parents pour représenter l'œuvre, particulièrement hors de l'établissement (Internet, extranet, lieu situé en dehors de l'enceinte de l'établissement). Il en est de même pour les travaux d'enseignants.

USAGE EN CLASSE

Un projet de production d'élèves ne peut être lancé sans avoir préalablement pensé à son usage et à son exploitation future. Le document ne doit pas être une fin en soi, mais doit à son tour servir de support pour poursuivre les apprentissages définis dans votre séquence. Il peut également servir de tremplin pour de nouvelles activités, de lancement à de nouvelles pistes, de nouveaux projets.

Aller plus loin

Alors allez au bout de la démarche, organisez un vernissage des affiches, scannez les comptes rendus de TP pour les projeter, etc. Utilisez toutes ces ressources au maximum, elles sont d'une richesse infinie. Prévoyez le travail d'exploitation (ne vous lancez pas dans l'improvisation), les élèves peuvent ensuite rendre compte de ce qu'ils ont retenu du vernissage, les autres ont pu comparer les mesures, analyser des solutions du problème et comprendre ainsi (grâce aux imprécisions, aux erreurs…) beaucoup mieux que si vous aviez préparé une séance formelle ou théorique.

De votre côté, ne vous épargnez pas non plus une analyse fine de ces documents, ils sont révélateurs de la réalité de vos élèves et une mine d'enseignements sur leurs certitudes, leurs erreurs, leurs confusions et leurs compétences. Mais aussi peut-être des limites de votre choix pédagogique du moment (la notion peut ne pas avoir été comprise!). Rien de tel pour progresser, se remettre en cause, modifier vos pratiques, corriger le tir et construire votre séance suivante sur du solide et du concret.

Vos élèves ont du talent! Dans vos séances, réservez des périodes pour qu'ils puissent s'exprimer, prévoyez des activités permettant de valoriser leurs travaux. Osez aussi de votre côté!

Évaluation, remédiation
Quoi de neuf, docteur ?

Que faire des élèves en difficulté ? Dans les classes, vous êtes parfois démuni face aux situations de détresse de vos élèves. Les dispositifs de remédiation sont considérés comme la solution contre l'échec scolaire et font l'objet d'annonces régulières… D'accord sur le principe, mais concrètement, que faire ?

ÉLÈVES EN DIFFICULTÉ

Le diagnostic

Les évaluations se révèlent être un outil précieux. Elles vous permettent de dresser un diagnostic précis des acquis et des lacunes de vos élèves pour mieux adapter votre progression et créer des groupes de remédiation. Pour ce faire, il est nécessaire de porter la plus grande attention aux résultats et à leur analyse, car c'est cette interprétation qui vous servira dans la mise en place des dispositifs d'aide.

- Les compétences qui provoquent un échec massif devront naturellement être travaillées en classe. Celles sur lesquelles quelques-uns seulement rencontrent des difficultés donneront lieu à des activités de pédagogie différenciée ou à quelques séances de remise à niveau.

- Les compétences posant problème à un nombre plus important méritent d'être travaillées en groupe de remédiation. L'analyse vous permet en effet de concevoir des séances portant sur une compétence précise en proposant des activités adaptées.

Préparez un questionnaire individuel régulier. Placé en fin d'évaluation, ou en fin de séquence, il permettra à vos élèves de s'exprimer et pourra vous aider à repérer des difficultés. N'attendez pas que cela se dégrade : alertez vos collègues lors des réunions de concertation, et prévoyez déjà des solutions alternatives.

EN PRATIQUE

EXEMPLE DE QUESTIONNAIRE EN FIN D'ÉVALUATION FORMATIVE

En fin d'évaluation, garde 5 minutes pour répondre le plus sincèrement possible aux questions suivantes :
– As-tu bien planifié ton travail de révision pour cette évaluation ?
– As-tu rencontré des difficultés lors de tes révisions ?
– As-tu rencontré des difficultés lors de cette évaluation ?
– Quelles sont les compétences que tu penses avoir validées ?

BON À SAVOIR

L'élève « en difficulté » relève, le plus souvent, de procédures de « remédiation » : il a besoin de plus de temps et d'autres explications, de nouveaux exemples ou d'un meilleur entraînement. L'élève « en échec », lui, est en rupture par rapport à l'institution, au travail et aux savoirs scolaires : il requiert une véritable alternative.

EN PRATIQUE

COMPARAISON DE DEUX BILANS DE COMPÉTENCES

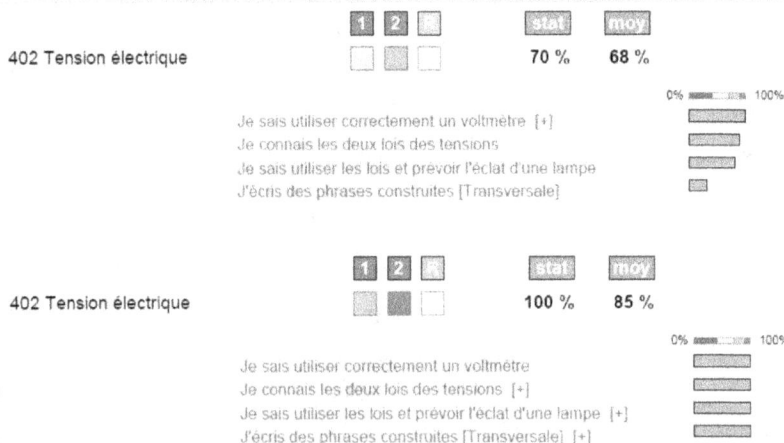

402 Tension électrique	1 2		stat	moy
			70 %	68 %

0% ▬▬▬ 100%

Je sais utiliser correctement un voltmètre [+]
Je connais les deux lois des tensions
Je sais utiliser les lois et prévoir l'éclat d'une lampe
J'écris des phrases construites [Transversale]

402 Tension électrique	1 2		stat	moy
			100 %	85 %

0% ▬▬▬ 100%

Je sais utiliser correctement un voltmètre
Je connais les deux lois des tensions [+]
Je sais utiliser les lois et prévoir l'éclat d'une lampe [+]
J'écris des phrases construites [Transversale] [+]

L'élève n° 2 a progressé dans les trois compétences lors de la seconde évaluation. Il a donc su analyser ses capacités et mettre une stratégie en place pour valider des compétences mal maîtrisées lors de la première évaluation (▶ fiche 17 pour le code couleur).

UN NOUVEAU DISPOSITIF

La remédiation intervient lorsque vous sentez que la classe dans sa globalité a des difficultés pour assimiler tel ou tel savoir ou savoir-faire. Dans ce cas, la gestion est relativement aisée. Cela devient plus difficile lorsqu'elle ne s'adresse qu'à certains élèves et qu'il s'avère inutile de proposer une activité en classe entière.

Alternatif à la classe, un dispositif de remédiation permet de regrouper des élèves de plusieurs classes sur le critère d'un besoin repéré pour un temps donné. Cette organisation peut s'avérer efficace si enseignants et chef d'établissement savent agir avec souplesse et réactivité. Travail d'équipe!

Groupe de besoins

Dans votre établissement, vous pouvez réorganiser les groupes d'élèves en fonction de vos besoins – et surtout des leurs. Il s'agit de répartir ponctuellement les élèves (groupe 1, groupe 2 et groupe 3) en fonction de leurs difficultés du moment pour y remédier de façon plus efficace. Les élèves du groupe 1 travaillent en relative autonomie, à un rythme soutenu, sur des notions qu'ils maîtrisent et peuvent approfondir. Ceux du groupe 2 reprennent rapidement les bases et consolident leurs acquis. Les élèves du groupe 3 retravaillent les notions de base, participent librement et sans crainte du regard d'élèves plus à l'aise, leur travail est facilité par un effectif réduit et un niveau homogène.

Vous devez prévoir un temps de concertation qui sert à élaborer les activités, mettre en commun et faire le bilan à la fin de chaque période.

Ce mode de fonctionnement permet de «casser» le groupe classe. Il est bien perçu par les élèves qui sont à l'aise car ils évoluent à leur rythme. L'appartenance à différents groupes selon les périodes leur permet de ne pas se sentir «catalogués», d'autant plus qu'il n'y a pas de lien groupe-professeur. Ce qui est encourageant pour tous!

BON À SAVOIR

Le programme personnalisé de réussite éducative (PPRE) consiste en un plan coordonné d'actions, conçu pour répondre aux difficultés d'un élève, formalisé dans un document qui en précise les objectifs, les modalités, les échéances et les modes d'évaluation. Il est élaboré par l'équipe pédagogique et discuté avec les parents. Il est également présenté à l'élève, qui doit en comprendre la finalité pour s'engager avec confiance dans le travail qui lui est demandé.
Source : http://eduscol.education.fr

L'approche par l'individualisation

Dans certaines disciplines (français et mathématiques, notamment), des logiciels de soutien sont également disponibles, et suffisamment complets pour votre besoin spécifique. À ce titre, les TICE ouvrent en la matière des perspectives intéressantes. Organisés autour de tableaux de fiches par compétences et d'exercices en ligne pour les élèves, de nombreux sites (http://mathenpoche.sesamath.net/ par exemple) peuvent vous donner des idées sur des dispositifs adaptés à votre situation.

Il ne tient qu'à vous de développer vos propres outils. Lors de la conception de vos évaluations par compétences, vous disposez déjà d'une liste des compétences exigibles et d'une base d'exercices. À partir de ces compétences et des résultats aux tests, chaque élève organise le travail (avec vos conseils) qu'il aura à effectuer lors des séances de remédiation. À chaque compétence correspond une fiche de travail avec une série d'exercices... du sur-mesure !

BON À SAVOIR

Prenez la peine de créer vos propres exercices, ils seront toujours plus pertinents que ceux que vous pourrez trouver ailleurs. Avec des logiciels relativement simples d'utilisation, vous pouvez concevoir des exercices interactifs adaptés sous forme de pages HTML. Ces activités sont mises à disposition des élèves, au CDI, ou dans une salle informatisée. L'accès à cette salle, avec la présence d'un surveillant, peut être prévu sur une plage horaire déterminée. L'outil informatique permet souvent de remettre en selle des élèves à la motivation défaillante.

Travailler autrement

Lorsque les méthodes traditionnelles paraissent inadaptées pour quelques élèves, il vous faut trouver des alternatives. Le travail d'équipe, la concertation, les rencontres doivent permettre de trouver une solution :

– deuxième chance et possibilité de validation de compétences après la séance de remédiation. Proposer aux élèves de pouvoir évaluer une seconde fois les compétences, c'est accepter l'erreur et le droit de réussir plus tard ;

– proposer un nouveau contrat de travail négocié et accepté par l'élève. À partir des difficultés observées et en s'appuyant sur les acquis, centrez l'activité de l'élève sur les points précis (méthode de travail, comportement…). Le contrat peut être évolutif ou par paliers, à durée déterminée…

– tutorat entre élèves : associer deux élèves (à vous de définir précisément les critères d'association et les objectifs) pour faire du travail de soutien spécifique ;

Testez lorsque c'est possible de nouveaux supports de cours pour les élèves récalcitrants : l'usage de l'informatique pour mieux comprendre la géométrie, un logiciel de soutien pour la lecture et l'orthographe…

Vous avez mis des dispositifs en place pour vos élèves en difficulté et vos tentatives sont vaines. C'est peut-être l'occasion d'en parler avec les collègues et de prendre alors des initiatives au niveau de votre établissement ?

Partie 3

Utiliser des supports de cours collectifs adaptés et interactifs

Utilité des supports collectifs

Jovez collectif !

Lorsqu'il s'agit de travailler en groupe, les élèves sont souvent enthousiastes et partants : cela va leur permettre d'échanger, de collaborer. Du point de vue pédagogique, on sait tous les bénéfices de créer ce genre de situation. Dans le déroulement de votre séquence, sachez donc prévoir, repérer les moments qui permettront de créer une situation d'apprentissage nouvelle, brisant ainsi la routine du traditionnel cours magistral.

L'INTÉRÊT DU TRAVAIL COLLECTIF

Une classe qui sait travailler en groupe peut montrer tout ce que des élèves sont capables de trouver par eux-mêmes pour peu que l'enseignant leur indique l'itinéraire à suivre. Ces situations produisent en général une excellente qualité d'apprentissage. Elles répondent également à la préoccupation des enseignants de voir tous les élèves actifs.

Un outil supplémentaire au service de la pédagogie

Si la présentation d'une séance passe par des activités (expériences, jeux, réflexion…), il est particulièrement intéressant de travailler à plusieurs.

- Pour les élèves qui s'inquiètent d'une situation nouvelle, le fait de pouvoir échanger avec les autres apporte une sécurité supplémentaire et favorise la prise de risques pour les élèves timides.

- Le travail de recherche est une autre situation où l'aspect collectif est très intéressant. Les élèves prennent alors conscience de toutes les possibilités que leur donnent le dialogue et l'échange avec leurs camarades.

Même si le travail de groupe réclame de la durée, il arrive qu'au final on réalise un gain de temps, car les élèves trouvent par eux-mêmes plus rapidement que ne l'aurait permis un cours magistral. L'acquisition des connaissances et la mémorisation sont souvent de meilleure qualité. Et les équipes qui ont rencontré des difficultés ont malgré tout bien cerné les enjeux facilitant les apprentissages futurs.

Enfin, le travail de groupe est un outil privilégié pour mener un travail différencié lorsque vos élèves sont répartis en fonction de leurs besoins ou de leurs aptitudes. Pour certains, les explications d'un camarade apportent une aide rassurante. Pour d'autres, le fait d'avoir à expliquer permet une validation immédiate des acquis.

BON À SAVOIR

L'objectif du travail de groupe est un apprentissage de chacun : on n'évaluera donc pas systématiquement les productions de groupe, mais les progrès réalisés par chacun. Pour évaluer le fonctionnement du groupe, vous pouvez proposer un questionnaire à chaque élève.

Un rôle nouveau pour l'enseignant

Votre rôle dans la classe change :

– vous observez si le travail s'engage correctement et scrutez le fonctionnement interne de chaque groupe ;

– vous restez disponible et à l'écoute de chacun pour essayer de percevoir si cela se déroule selon ses attentes et pour vérifier que chaque élève s'investit bien, dans la mesure de ses capacités.

Il est souhaitable que vous n'ayez pas besoin de toujours reprendre la parole face au groupe pour ne pas casser la dynamique du groupe qui s'installe. C'est pourquoi il sera préférable que vos consignes soient le plus soigneusement écrites, et, pourquoi pas, expliquées oralement juste avant le lancement de l'activité.

Il est aussi souhaitable d'apprendre aux élèves à gérer leur temps, qui pourra être précisé par écrit dans les consignes (▶ fiche 15).

N'oubliez pas de prévoir un travail d'appoint pour les groupes les plus rapides ! Un groupe inactif risque de devenir rapidement perturbant.

Pour toutes ces raisons, la conception de la séance et la préparation des supports sont donc des phases essentielles (▶ fiches 6 et 7). Des documents bien préparés garantiront le bon fonctionnement du groupe.

DES SUPPORTS ADAPTÉS À LA SITUATION

À chaque situation pédagogique ses supports. Prévoir une situation de travail en groupe est une excellente idée, pour peu que vous ayez préparé des supports de cours adaptés. Ces situations de groupe peuvent avoir de multiples formes, mais elles ont toutes un objectif commun : mettre un groupe en projet pour lui permettre de découvrir par lui-même des savoirs et des savoir-faire, en relative autonomie. L'autonomie du groupe sera d'autant plus assurée que le document sera choisi, réfléchi et de qualité. La conception de ce dernier sera différente du support traditionnel destiné à chaque élève de la classe.

Les types de supports

En fonction des compétences visées, vous allez définir le type de support qui vous paraît le plus adapté pour atteindre ces objectifs. Les occasions sont multiples et souvent pédagogiquement intéressantes. Sachez repérer dans vos séquences les situations propices à l'échange, à l'expérimentation en petit groupe, à l'interaction entre élèves, à l'exploitation du multimédia. Le temps de travail de groupe peut également être variable, fonction du sujet, mais laissez-les aller au bout de leurs démarches.

Les outils « classiques »

Concernant les outils classiques, vous pouvez :

- faire visionner un extrait de vidéo pour sensibiliser les élèves sur un sujet particulier ; par exemple, choisir la projection d'une séquence du film *La vérité qui dérange* d'Al Gore pour lancer une réflexion sur le changement climatique et ses conséquences ;
- envisager une séance de recherche sur un sujet qui sera l'occasion pour le petit groupe de produire une séquence orale ; par exemple, présenter Alessandro Volta et André Marie Ampère pour terminer un travail sur les grandeurs électriques et les unités ;
- proposer une petite expérience pour découvrir un phénomène spécifique ou fabriquer un quiz pour valider les acquis de chacun (▶ fiche 21) ;
- réaliser des affiches ou des transparents pour rétroprojecteur qui faciliteront la mise en commun, s'il y a production collective. Ces restitutions peuvent être présentées brièvement par un rapporteur de chaque groupe. L'enseignant pourra alors établir une synthèse.

Les outils interactifs

Dans la panoplie des supports, ne négligez pas les outils interactifs. Dans ce contexte, l'élève se retrouve seul face au support que vous lui avez proposé. L'exercice est conçu pour qu'il puisse évoluer, construire son savoir et progresser seul, ce qui est très gratifiant pour lui. Vous pouvez par exemple :

- préparer des évaluations de type quiz sur ordinateur avec possibilité pour l'élève de corriger ses erreurs ou de connaître les compétences acquises ;
- exploiter des applications interactives téléchargeables ou disponibles en ligne sur des sites spécialisés. Cela évite souvent l'achat de logiciels coûteux et permet d'aborder une notion précise ou d'évaluer des compétences spécifiques.

BON À SAVOIR

Il existe de nombreux logiciels gratuits permettant de générer des évaluations en ligne sans compétences informatiques très pointues. Signalons notamment l'excellent NetquizPro. Il permet de préparer des évaluations formatives et sommatives de très bonne facture. Il peut même fournir des statistiques qui vous seront très utiles. Ce logiciel est gratuit et téléchargeable à l'adresse suivante : http://rea.ccdmd.qc.ca/ri/netquizpro.

Finalement, l'offre est vaste. Une bonne réflexion sur la préparation d'un travail de groupe permettra ensuite de sélectionner le mode de communication le plus approprié et ainsi d'élaborer des supports de bonne qualité. Alors, n'hésitez plus, lancez-vous !

Les moyens à mettre en œuvre

Pour un support papier, pas de problème particulier. La forme du document exploitera les feuilles de style pour garder la cohérence de toutes vos séances (▶ fiche 13). Par contre, le contenu et les rubriques seront sensiblement différents de ceux d'un document individuel et seront, par ailleurs, variables selon le type de support. Nous préciserons cela plus tard.

Si vous vous lancez dans le développement d'un support multimédia, cela peut devenir un peu plus compliqué. Car il reste à régler la délicate question des moyens, variables selon les établissements : salle multimédia, laboratoire, matériel, logiciels, CD-ROM, vidéo. Avant de vous lancer dans une aventure ou un projet, renseignez-vous et vérifiez que la technologie suit.

BON À SAVOIR

Vous devez vérifier que le support est opérationnel et prévoir une solution de secours en cas de souci technique (salle informatique sans liaison réseau, salle multimédia réquisitionnée, coupure électrique). Ayez donc dans votre cartable une solution de secours toute prête, une version papier cohérente avec ce que vous avez prévu dans la séquence.

Le matériel est là, et il est opérationnel. Il reste à élaborer le support, ce qui exige parfois des compétences techniques spécifiques (manipulation de logiciels). Mais pas de panique! Finalement, il y a souvent, dans l'équipe pédagogique, un collègue compétent qui acceptera de vous aider, de vous dépanner ou de vous assister dans votre projet si besoin. Et pourquoi ne pas envisager de suivre une formation (logiciel, audiovisuel, Web …) que vous jugeriez utile?

Avec un brin de motivation, vous verrez que vous prendrez plaisir à élaborer des supports multimédias, réaliser un diaporama (les élèves savent le faire, pourquoi pas vous?), mettre des articles en ligne sur un site Web, préparer un quiz, etc.

BON À SAVOIR

Attention, votre nouvelle passion informatique peut être dévoreuse de temps. Elle risque d'occuper vos soirées car elle demande de la précision, de la rigueur pour élaborer un document de bonne qualité. Sachez gérer votre temps et ne pas perdre le sens des priorités (les préparations de cours, les corrections de copies, etc.).

Vous avez compris tout l'intérêt d'inclure dans vos séquences des séances de travaux de groupe et donc l'absolue nécessité de concevoir des supports complets et adaptés pour votre situation. À vous de jouer!

Supports de jeux et expériences en classe

Sortez le grand jeu

L'utilisation de jeux ou supports ludiques en classe dépend essentiellement de l'intérêt de l'enseignant et de son envie de se situer dans un autre rapport avec ses élèves. Pourtant, tout compte fait, le jeu induit souvent un climat particulier entre élèves, généralement favorable à l'acquisition d'une multitude d'apprentissages essentiels. Laissez-vous tenter...

APPRENDRE EN JOUANT

Inventer un jeu mathématique pour entraîner vos élèves de sixième au calcul mental, créer un jeu de rôle pour mieux comprendre une séance d'adoubement du Moyen Âge, jouer réellement une saynète de vos propres textes en langue vivante, élaborer un jeu de plateau pour comprendre des enjeux particuliers dans votre discipline : voilà des pistes pour séduire vos élèves et vous aider à bâtir une séquence pédagogique motivante.

- Le jeu motive les élèves, facilite la concentration et le recours à la mémoire. Grâce au jeu, l'élève est en situation d'activité : il a un rôle à jouer, une forme de responsabilité au sein de son équipe pour la faire gagner, il prend plaisir à partager, à échanger.

- Il change le rapport au savoir et introduit des relations nouvelles entre les élèves. La part de hasard, souvent présente, atténue la crainte de l'erreur, de l'échec, qui paralyse certains. Des qualités de communication, de respect, de prise en compte des règles, de savoir vivre ensemble se mettent en place.

• Le jeu peut vous permettre de varier votre pédagogie. N'hésitez pas à adapter aux besoins des élèves un jeu en modifiant les règles et les exigences. Vous avez alors un nouveau statut et devenez le maître du jeu (▶ fiche 6). Profitez-en pour faire jouer ensemble des élèves que vous observerez avec soin dans un autre contexte.

Vous pouvez aussi faire fabriquer les jeux par les élèves et développer ainsi leurs initiatives, leur imagination, leur créativité. Sachez tirer parti de la motivation suscitée chez vos élèves par cette activité inhabituelle et introduire des règles du jeu qui mettent en évidence leurs acquis et leurs progrès.

Types de jeux

Le recours à des jeux pédagogiques est surtout efficace quand le groupe est disposé à sortir du rôle d'écoute pour se montrer actif et volontaire. On peut distinguer trois grandes familles de jeux.

• Les jeux de transmission cognitive sont des jeux qui ont pour objectif de donner du sens à des données plutôt abstraites. Le jeu des chaises (http://www.iteco.be/Un-Jeu-des-chaises-vert-et-mur) permet à une classe de créer une situation très concrète sur l'inégale répartition des richesses dans le monde.

• Les jeux de table sont inspirés de jeux de cartes ou de plateau tels que le Monopoly ou le jeu de l'oie. Souvent les joueurs, individuellement ou en équipes, avancent sur un parcours à l'aide de dés, ils progressent vers un but, ils rencontrent sur les cases des événements. Pourquoi ne pas terminer une séquence sur l'Europe par un « Europoly » en éducation civique ?

• Les jeux de mise en situation (ou jeux de rôle) permettent à un groupe de vivre une situation qui simule certains aspects réels. Ces jeux favorisent les expériences de négociation, l'expérimentation de la dynamique de groupe. Idéal pour prolonger une situation de travail de groupe, faire la synthèse d'éléments travaillés, les élèves se voient confier un rôle dans une situation : animateur radio pour réinvestir des outils de communication en langue vivante, par exemple.

Déroulement du jeu

Il est nécessaire de vérifier avant la séance que le jeu reste bien dans une logique d'apprentissage. Il ne doit pas être ressenti par le groupe comme une récréation, une parenthèse dans le déroulement de votre séance. Le temps consacré au jeu doit être clairement défini au départ et les objectifs précisément exprimés. Vous devez donc expliquer clairement à vos élèves le rôle attribué à cette activité ludique.

Une fois le jeu terminé, gardez un temps pour l'analyse : la comparaison des méthodes suivies, des stratégies conduites et des résultats obtenus doit permettre à tous les élèves de progresser. Cette phase finale peut se compléter par un apport plus théorique.

BON À SAVOIR

Inspirez-vous de petits jeux simples : jeu de cartes, jeu de sociétés. Ils peuvent vous servir de support pour votre propre jeu. Le principe doit être relativement simple pour qu'il soit opérationnel rapidement avec les élèves.

EXPÉRIENCES SCIENTIFIQUES

Démarche expérimentale

Contrairement aux exemples précédents, nous ne sommes plus dans une situation purement ludique, mais dans le cadre d'une démarche expérimentale. Essentiellement utilisée en sciences, elle consiste à construire ses savoirs et savoir-faire par l'expérimentation et la confrontation avec la réalité.

Si vous préparez une activité expérimentale, vous allez amener vos élèves à se poser des questions, inventer des hypothèses, construire un protocole expérimental. Ils vont pouvoir montrer leur capacité à anticiper et à analyser des résultats pour en tirer des conclusions. Pour cela, il vous faut proposer (éventuellement, cela peut être aussi à partir d'une question d'élève) des situations bien définies permettant d'effectuer des recherches ou des investigations.

BON À SAVOIR

La démarche préconisée par *La main à la pâte* (http://www.lamap.fr/) privilégie la construction des connaissances par l'exploration, l'expérimentation et la discussion. C'est une pratique de la science en tant qu'action, interrogation, investigation, expérimentation, construction collective qui est visée et non pas l'apprentissage d'énoncés figés à mémoriser. Les élèves réalisent eux-mêmes des expériences, pensées par eux, et discutent pour en comprendre l'apport. On apprend par l'action, en s'impliquant ; on apprend progressivement, en se trompant ; on apprend en interagissant avec ses pairs et avec de plus experts, en explicitant par écrit son point de vue, en l'exposant aux autres, en le confrontant à d'autres points de vue et aux résultats expérimentaux pour en tester la pertinence et la validité. (Extrait du site http://lamap.inrp.fr/)

C'est aussi une démarche qui exige de la rigueur et de la méthode. Votre rôle n'est plus uniquement celui d'observateur :

– vous guidez les élèves sans faire à leur place ;

– vous échangez les points de vue, en accordant une grande attention au vocabulaire ;

– vous les aidez à énoncer des conclusions cohérentes avec les observations et les mesures obtenues.

EN PRATIQUE

BONBONS KRÉMA

Quelle est la masse d'un mètre cube de bonbons Kréma ? Voilà un défi pour des élèves de cinquième dans le cadre d'une activité d'un IDD. Leur travail est encadré par les professeurs de physique-chimie et de mathématiques. L'objectif du travail est de trouver une solution pour relever le défi. À eux d'imaginer, de tester (le laboratoire est à leur disposition), de mesurer, de calculer… Une trace écrite des travaux est exigée à chaque fin de séance.

Retour d'expérience

Vous pouvez distribuer un document de travail spécifique si vous souhaitez que cette démarche soit plutôt orientée. Dans ce cas, vous pouvez, en fonction de l'activité :

- être plus directif dans les consignes ;
- donner la liste précise du matériel à leur disposition ;
- prévoir des questions pour alimenter leur réflexion ;
- laisser de la place pour qu'ils puissent s'exprimer (schémas, démarche, idées, hypothèses, observations, mesures).

Il est particulièrement important qu'ils gardent des traces écrites datées de la mise en route des expériences pour pouvoir faire ensuite des comparaisons et exprimer des résultats qui confirmeront ou infirmeront leurs hypothèses de départ. Ce document complété peut servir de support aux élèves pour rédiger leurs conclusions, mais aussi pour aider à rédiger la synthèse générale de la classe.

Capacités expérimentales

Dans les sciences expérimentales, la capacité à exécuter un protocole expérimental (manipuler correctement le matériel, effectuer de bonnes mesures...) est l'une des priorités. Une séance de TP exige que vous élaboriez un document très rigoureux permettant à vos élèves de mener à bien l'expérience avec un degré d'autonomie élevé. À vous de rédiger très précisément vos consignes, et de ne rien omettre qui gênerait le bon déroulement de la séance.

Dans la mesure du possible, distribuez vos documents quelques jours avant la séance, cela permettra ainsi à vos élèves de les lire, de comprendre l'objectif et le déroulement du TP et d'éviter les erreurs de manipulations. S'il s'agit d'une évaluation, prévoyez aussi de votre côté une petite grille de compétences pour chaque élève. N'hésitez pas à leur communiquer aussi les points sur lesquels vous les observerez.

Les élèves peuvent garder des éléments de la séance dans un cahier d'expériences. Ils doivent y noter au fur et à mesure leurs observations et leurs résultats. Un compte rendu précis de la séance rassemblant le protocole et les mesures des élèves peut aussi être produit et rendu en fin de séance.

EN PRATIQUE

EXEMPLE DE DOCUMENT DE TP DISTRIBUÉ EN CLASSE DE 3ᵉ

voici un protocole expérimental qui permet d'identifier certaines matières plastiques

     un petit coup d'oeil ☺

Tout d'abord, je dépose l'échantillon dans un bécher contenant de l'eau douce (flottabilité dans l'eau douce). Si l'échantillon flotte alors il peut être identifié comme étant du **polyéthylène haute densité (PEHD)**.

Si l'échantillon a " coulé " dans le premier test, je lui fais subir un test de flottaison dans une solution d'eau salée à 30g/L. Si l'échantillon flotte, il est identifié comme étant du **polystyrène (PS)**.

Enfin, si l'échantillon a " coulé " dans le second test, je lui fais subir le troisième test appelé le test de beilstein. Pour cela, je décape soigneusement un fil de cuivre, je le chauffe assez fortement, je touche l'échantillon à identifier avec le fil chaud jusqu'à le faire fondre légèrement et je remets le fil de cuivre dans la flamme. Si la matière plastique testée est du **polychlorure de vinyle (PVC)**, la flamme prend une teinte verte assez nette. Attention, si la flamme n'est pas assez chaude, je dois parfaitement nettoyer le fil de cuivre entre deux tests successifs en le décapant avec du papier abrasif.

Pour finir, si l'échantillon n'a pas coloré la flamme en vert il sera soumis à un test de rétractabilité dans l'eau chaude. Ce test consiste à immerger les échantillons dans l'eau bouillante et à observer s'ils se rétractent. Si c'est le cas, alors il s'agit du **polyéthylène téréphtalate (PET)**.

                                         Pascal, responsable du laboratoire

PS : solution salée à 30 g/l > cela veut dire qu'il y a 30 g de sel [soluté] pour 1 L d'eau [solvant]. En utilisant la proportionnalité, quelle quantité de sel faudra-t-il dissoudre dans 100 ml d'eau ?

Objectifs | . **Comprendre le protocole** expérimental
                  | . **Savoir préparer**, dans un bécher, **une solution** salée à 30 g/L

La semaine prochaine, Lara vous donnera un échantillon du Plastique retrouvé sur les lieux du crime. Vous devrez l'analyser et identifier sa nature. Cela permettra sans doute de faire avancer l'enquête et d'identifier le coupable [?].

votre avis sur la séquence> ☺ ☺ ☺ *[justifier votre réponse]*

Même si vous êtes au départ un peu réticent, n'hésitez pas, de temps en temps, à créer des situations de jeux. Bien construites, elles peuvent permettre à vos élèves de valider des capacités dans un contexte différent.

Exploiter des supports audiovisuels

Écran total

*Pour susciter le désir d'apprendre chez vos élèves, pour révé-
ler la pertinence d'une information, il faut mettre en place une
stratégie d'enseignement qui consiste à créer un lien positif
entre vos élèves et le contenu de votre discipline. Ce processus
fait appel aux sens – à l'écoute, à la vue… – et devient plus
aisément réalisable grâce aux moyens audiovisuels modernes.
Écoutez bien…*

L'UTILISATION DE L'IMAGE

La vidéo

La vidéo est utilisée pour présenter à la classe un document authentique : un extrait de documentaire, une interview. Lors d'une de vos
séances de cours, cela permet ainsi d'apporter du contenu de façon
plus vivante que de simples textes issus de manuels. Selon l'équipement de votre établissement, deux modes de diffusion : à partir d'un
lecteur DVD sur un écran ou projeté sur le mur avec un vidéoprojecteur couplé à un ordinateur portable (attention à la qualité du son).
L'accès aux documents audiovisuels devient relativement simple.

Cette technologie n'est pas exclusivement réservée aux matières traditionnelles (histoire ou langues vivantes, par exemple). Quelle que soit
votre discipline, vous pouvez exploiter ponctuellement cette richesse :
lors d'une séance d'EPS pour analyser une technique particulière, par
exemple…

EN PRATIQUE

RÉALISATION D'UNE VIDÉO EN SCIENCES

Comparer le mouvement d'une balle en chute libre verticale avec celui d'une goutte de solution de permanganate de potassium dans l'huile et avec le mouvement ralenti d'une bille sur un rail incliné devient un jeu d'enfant grâce à l'utilisation de la vidéo. La vidéo est réalisée en classe entière et l'expérience filmée projetée en temps réel à l'aide d'un vidéoprojecteur (le son n'est pas la priorité).

Plusieurs solutions sont alors offertes pour exploiter la vidéo :

– chronomètres en main, les mesures sont réalisées directement sur l'écran. L'ensemble de la classe travaille sur ces données après un échange sur la pertinence des résultats avec exploitation du tableur graphique ;

– la vidéo est enregistrée, mise en ligne sur le réseau, puis exploitée à l'aide d'un logiciel de pointage. Le travail s'effectue alors en binôme, en salle informatique.

Lors de la diffusion d'un documentaire, créez une atmosphère réceptive (sachez préparer vos élèves, leur expliquer auparavant le sujet, ce qu'ils doivent bien observer, entendre). Cela va garantir l'attention de tous. Une classe peut rapidement se trouver trop passive face à un extrait trop long.

BON À SAVOIR

www.lesite.tv : c'est l'un des éléments du nouvel « espace numérique des savoirs » mis en place progressivement par le ministère. Il donne accès par Internet à une banque d'émissions éducatives, principalement issues des archives de France 5, de l'Ina et du CNDP. Depuis son domicile ou son établissement, le professeur recherche les émissions qui concernent son enseignement (elles sont classées par niveau). Il peut ensuite les diffuser à ses élèves, ou les inciter à les utiliser. Chaque émission est accompagnée d'une fiche pédagogique et de liens Internet.

L'apport du caméscope numérique en classe peut également être envisagé pour différents usages : présentation orale, création de spots publicitaires, activité théâtrale ou courts-métrages. Son utilisation pédagogique peut être vue comme un outil d'évaluation formatrice. La

© Groupe Eyrolles

caméra vidéo peut devenir un outil précieux pour valoriser le travail ou souligner des erreurs. Elle rend l'élève plus exigeant dans sa production et lui donne une motivation supplémentaire. Vos élèves sont en général des adeptes de ces nouvelles technologies. Certains d'entre eux sont compétents pour réaliser un montage vidéo de séquences de film : associez-les au produit final.

La diffusion d'images

Pour faire passer un message, la vidéo n'est pas toujours le support le plus adapté. Avec le mouvement, le rythme, la succession d'images, la notion que vous souhaitez présenter est alors difficile à cerner. Parfois, dans une séance, sélectionner une image plutôt qu'une séquence peut paraître plus pertinent.

- À partir d'une image extraite d'un support papier, ou issue d'une recherche sur Internet (attention aux droits), vous élaborez un transparent projeté. Vous pouvez – l'élève peut aussi le faire – écrire sur le support (ou sur le tableau, si vous entendez préserver le support). Très souple d'utilisation et efficace.

- Si vous disposez d'un vidéoprojecteur, les images sélectionnées peuvent bien évidemment être exploitée directement sur le mur de la classe. Dans votre équipe pédagogique, il y a peut-être des spécialistes du logiciel de traitement d'image qui pourront aller jusqu'à découper, redimensionner des zones particulières.

L'image figée peut donc être un excellent support pour construire les savoirs et est souvent appréciée de vos élèves. Quelques pistes :

- poser la problématique et formuler une hypothèse, par exemple en confrontant deux images d'une même réalité, d'une même période en français ;

- élaborer un savoir-faire : apprendre à lire et à interpréter un paysage en géographie, un tableau en arts plastiques ;

- en faire un support d'évaluation. Cet usage associe celui de l'identification en demandant de décrire les éléments choisis et d'en retrouver, par exemple, une définition.

Les manuels de vos élèves sont également riches d'illustrations en tout genre : photographies, schémas, plans, cartes, graphiques, tableaux…

De plus, l'élève peut y faire référence toute l'année, à la différence des autres images que vous êtes amené à lui présenter. Vous pouvez exploiter le manuel comme une base de données de représentations visuelles.

> **BON À SAVOIR**
>
> Depuis le 1er janvier 2007, un accord conclu entre les sociétés de producteurs audiovisuels et le ministère de l'Éducation nationale rend licite l'usage en classe d'œuvres cinématographiques et audiovisuelles. Cet accord fixe les conditions d'utilisation des « œuvres protégées » à des fins d'enseignement et de recherche. Par cet accord, de nombreuses émissions de télévision, naguère impossibles à utiliser en classe (et même à regarder en direct dans la classe !), sont désormais autorisées à l'enregistrement et à l'utilisation par les enseignants et documentalistes. Elles le sont toutefois sous certaines conditions. http://www.education.gouv.fr/bo/2007/5/MENJ0700078X.htm

Une formation spécifique

L'usage de ces outils audiovisuels ne sera effectif que par la maîtrise – par vos élèves et par vous-même – des éléments techniques. Une petite formation est souvent nécessaire :

- à la manipulation des techniques et outils ; bien souvent, cela se passe par l'autoformation ou une coformation ; cette démarche ne présente pas de réelles difficultés, si ce n'est que chaque appareil, chaque équipement doit être testé avant d'être utilisé en classe ;
- aux usages pédagogiques ; de nombreux stages inscrits au plan académique de formation (PAF) dans les champs disciplinaires existent, de même que des animations pédagogiques proposées par les CRDP-CDDP ou l'inspection pédagogique régionale.

L'EXPLOITATION DE SONS

Les élèves apprécient en général les activités en laboratoire de langues. Chaque élève est actif : à chaque question posée, tous les élèves peuvent répondre et être contrôlés, alors qu'en classe une réponse ne peut être formulée que par un seul élève, ou au mieux par un groupe restreint. Les progrès sont alors sans commune mesure avec le travail en salle de classe.

Labo et multimédia

Ces dernières années ont vu l'émergence des laboratoires de langues constitués d'un réseau d'ordinateurs qui permet de proposer non plus seulement du son, comme dans un laboratoire classique, mais aussi de l'image fixe ou animée, du texte, des exercices, etc.

Dans mon petit établissement de 200 élèves (où j'interviens en classe de sixième), nous disposons dans chaque classe d'un ordinateur relié à un vidéoprojecteur et à un système de son de qualité.

Le sujet de la compétence de compréhension orale est délicat... encore plus en sixième, où elle constitue une découverte, étant donné que dans les écoles primaires (où j'interviens aussi) nous allons moins facilement en profondeur. Néanmoins mon expérience en CE-CM m'a montré que les élèves étaient tous capables d'assimiler (repérer et reproduire) relativement facilement de nouveaux signaux sonores organisés en chaînes courtes.

Il faut prendre en compte les différents profils pour que cela puisse perdurer dans les années collège, car ce qui se fait naturellement au primaire nécessite une prise de conscience au collège pour que chaque élève puisse aller dans le sens de son profil d'apprentissage.

Les manuels nouvelles tendances proposent des solutions toutes faites, mais jamais entièrement satisfaisantes dans le mode de fonctionnement propre à chaque enseignant. Néanmoins, j'ai pris comme point de départ des supports de type BD, qui accompagnent les activités de compréhension orale. Ceux-ci sont bien évidemment un support pour réactiver du vocabulaire vu lors de séances précédentes, visant ainsi à préparer au mieux l'écoute.

Techniquement, la mise en œuvre est très simple : il faut projeter les fichiers JPG fournis dans les CD-ROM accompagnant de nombreux manuels, ou bien scanner avant le cours.

J'utilise depuis mes débuts des logiciels pour faire mes activités de compréhension orale. L'idée est donc venue naturellement de faire usage de ce support en association avec le son. Concrètement, je projette au tableau le visuel fourni par l'interface. Les élèves peuvent y retrouver la durée du document, un repère de l'endroit exact où se situe ce qu'ils entendent (la barre verticale jaune) et les crêtes audio (des alliées très pertinentes en matière d'accentuation).

Pour compléter ce système, je laisse ces documents à disposition des élèves sur le réseau ou le site du collège.

Le plus grand intérêt que j'ai vu dans ce mode de fonctionnement est que les élèves qui se mettaient en "mode veille" pendant les activités d'écoute ont trouvé quelque chose qui a de nouveau attiré leur regard vers le tableau, quant aux oreilles... »

Simon, professeur d'anglais en collège.

Il existe actuellement des logiciels gratuits et libres (citons Audacity) qui permettent d'exploiter et de traiter les signaux audio. Leur utilisation n'exige pas de connaissances techniques particulières. Les élèves, avec un simple micro-casque, peuvent s'enregistrer sur un ordinateur, visualiser le son de leur voix, écouter une bande-son préalablement enregistrée, sauvegarder leurs messages et les exporter au format mp3.

Mp3 autorisé !

Pour coller aux tendances du moment, rien de tel pour motiver vos élèves en classe : l'usage du mp3. Dans le cadre de l'expression et de la compréhension à l'oral, l'utilisation du mp3 permet, par exemple :

- de mieux évaluer des élèves qui s'expriment peu (l'enregistrement peut se faire à la maison) ;
- de faire travailler les élèves en autonomie, chacun pouvant réaliser les exercices à son rythme ;
- de suppléer à un laboratoire de langues pour faire des exercices en classe.

BON À SAVOIR

Utiliser des documents sonores en support à un cours d'histoire, pourquoi pas ? Ainsi, l'évocation musicale contribue à fixer des savoirs parfois difficiles. Elle peut créer un contexte d'apprentissage favorable à la mémorisation. Alors, pourquoi ne pas tester une petite musique d'ambiance pendant un cours magistral ? Le climat de travail devient tout à coup détendu et convivial.

La propriété intellectuelle

Pouvez-vous utiliser les sources d'un autre enseignant, exploiter des informations extraites d'une œuvre ? Pas si simple ! Des règles de prudence s'imposent et, depuis le 1er janvier 2009, il y a eu des clarifications. L'article L. 112-1 du code de la propriété intellectuelle prévoit que « les dispositions du présent code protègent les droits des auteurs sur toutes les œuvres de l'esprit, quels qu'en soient le genre, la forme d'expression, le mérite ou la destination ». Une œuvre de l'esprit est protégée par le droit d'auteur si elle revêt un caractère d'originalité. Par conséquent, le cours d'un enseignant (et donc les vôtres) est une œuvre protégée par le droit d'auteur.

Toute reproduction d'une œuvre pour vos séances nécessite donc l'autorisation de l'auteur de cette œuvre. Il existe toutefois des exceptions à cette règle, telles que les courtes citations :

– l'emprunt à une œuvre préexistante doit être incorporé dans une œuvre qui répond elle aussi au caractère d'originalité. La source de la citation doit être donnée explicitement (auteur, œuvre et référence du passage), à défaut il s'agit d'une contrefaçon ;

– cette citation doit être brève. Ce dernier critère de brièveté s'apprécie en considération de l'œuvre à laquelle elle est incorporée et de l'importance de l'emprunt constituant la citation.

Prenez donc vos précautions, citez les sources utilisées (ce n'est pas bien compliqué) et vous serez cohérent avec les exigences imposées à vos élèves. Demandez si nécessaire l'autorisation d'utiliser ces images. En expliquant votre démarche, les auteurs accepteront peut-être volontiers.

L'exception pédagogique au droit d'auteur

La loi du 1er août 2006 relative aux droits d'auteur et aux droits voisins dans la société de l'information, dite loi DADVSI, établit une exception pédagogique, parmi les exceptions privées ou publiques. Il s'agit plus précisément d'une exception relative à l'enseignement. Son cadre d'application est strict et limitatif, il est défini à l'article L 122-5-3° du code de la propriété intellectuelle (CPI).

Cette exception, entrée en vigueur le 1er janvier 2009, s'applique à la reproduction et à la représentation d'extraits d'œuvres à des fins exclusives d'illustration dans le cadre de l'enseignement et de la recherche, à destination d'un public majoritairement composé d'élèves, d'étudiants, d'enseignants ou de chercheurs directement concernés :

- cette utilisation doit se faire sans aucune exploitation commerciale ;
- cette utilisation doit être compensée par une rémunération négociée ;
- elle s'applique sans préjudice du droit de reproduction par reprographie ;
- elle ne s'applique pas aux œuvres réalisées à des fins pédagogiques, aux partitions de musique et aux œuvres réalisées pour une édition numérique de l'écrit.

Votre établissement dispose d'un équipement à la hauteur ? Alors, c'est peut-être le moment d'essayer de mettre de l'image et de l'animation dans vos séances. Les élèves ne vous le reprocheront pas !

Les technologies usuelles d'information et de communication

Têtes à clic

L'évolution récente des technologies d'information et de communication (l'ère du numérique et des réseaux) modifie en profondeur les possibilités d'accès et les modes de diffusion du savoir. Celui-ci s'acquiert de plus en plus de manière interactive. Votre rôle d'enseignant s'en trouve ainsi progressivement transformé. Comment et quand intégrer ces technologies dans vos propres processus d'apprentissage ? L'utilisation des nouvelles technologies favorise le travail interactif, le travail sur projet, le travail en équipe ; mais elle modifie aussi votre relation aux élèves et à la classe.

UNE RÉVISION DES RÔLES

Au-delà de la transmission des connaissances, c'est en effet votre fonction de guide, de médiateur dans la construction des apprentissages de l'élève qui se voit renforcée. Mais si les TICE peuvent faciliter et rendre plus efficace votre travail, elles ne peuvent se substituer à vous.

Il faut reconnaître que certains doutes peuvent entraîner une résistance face à l'usage des TICE : apprend-on vraiment mieux avec les TICE ? Le prix à payer, en termes d'efforts et de temps, se justifie-t-il vraiment ?

C'est vrai, l'intégration des TICE implique une remise en question des méthodes pédagogiques traditionnelles de même qu'une nouvelle définition de votre rôle : vous quittez le statut d'expert au profit de celui qui accompagne la démarche de l'élève. Cette redéfinition impose une adaptation des infrastructures scolaires, de l'organisation de l'école, des moyens d'enseignement, des rôles des acteurs (élèves, enseignants, parents…). La panoplie d'outils s'enrichissant, il faut réfléchir à votre nouveau rôle.

Investissement et formation

Face aux difficultés bien réelles vécues par les enseignants (mise à niveau perpétuelle des compétences informatiques, crainte d'un manque de temps et de soutien, sentiment d'incompétence en présence d'élèves souvent doués en informatique), pourquoi ne pas envisager un petit stage ?

En effet, seuls l'investissement personnel et une formation adaptée vont vous permettre d'augmenter votre intérêt et votre motivation à l'égard des TICE. À l'issue de cette formation (choisissez celle qui vous convient en fonction et à la mesure de vos projets), vous devenez compétent (à votre niveau) dans :

- la maîtrise de toutes les fonctionnalités du logiciel de traitement de texte ;
- l'organisation d'activités multimédias, la programmation d'activités pédagogiques ;
- l'usage de diverses autres applications technologiques (Internet, messagerie et logiciel multimédia) ;
- la création de programmes informatiques (gestion de site personnel, création d'animations flash).

BON À SAVOIR

Le certificat informatique et Internet (C2i ®) a été créé en 2002, dans le prolongement du brevet informatique et Internet (B2i). Il accompagne les cursus des études supérieures.
Les compétences qu'il valide sont définies à travers plusieurs référentiels. Ces compétences sont indispensables à la poursuite des études universitaires et nécessaires à l'entrée dans la vie professionnelle. Elles sont susceptibles d'évoluer en fonction des développements technologiques et doivent permettre de se former tout au long de la vie.
Le certificat informatique et Internet (C2i ®) n'est pas un diplôme mais une certification de compétences.

Élève acteur

Dans ce nouvel environnement, vos élèves ont la possibilité supplémentaire d'acquérir et de développer des compétences fondamentales et des savoirs de façon plus autonome, à leur rythme. Il ne s'agit nulle-ment d'un libre-service, mais d'activités et de séances qui s'intègrent dans votre parcours pédagogique réfléchi. Par exemple :

– travailler la géométrie à partir de logiciels rend le processus d'ap-prentissage plus attrayant. Les élèves sont sensibles au côté ludique de l'utilisation de l'outil ;

– une séance de remédiation en salle informatique va favoriser un apprentissage plus actif de la part de vos élèves en difficulté.

> ### BON À SAVOIR
>
> La maîtrise des techniques usuelles de l'information et de la communica-tion (TUIC), extrait du 4ᵉ pilier du socle commun des connaissances et des compétences (décret n° 2006-830 du 11-7-2006).
> Connaissances : « Les élèves doivent maîtriser les bases des techniques de l'information et de la communication (composants matériels, logiciels et services courants, traitement et échange de l'information, caractéristiques techniques, fichiers, documents, structuration de l'espace de travail, pro-duits multimédias…). Ils doivent également savoir :
> – que les équipements informatiques (matériels, logiciels et services) traitent une information codée pour produire des résultats et peuvent communiquer entre eux ;
> – que l'usage de ces outils est régi par des règles qui permettent de pro-téger la propriété intellectuelle, les droits et libertés des citoyens et de se protéger soi-même. »

DROIT D'ACCÈS

Lors d'une séquence pédagogique, vous souhaitez développer l'explo-ration des ressources de l'Internet par vos élèves en relative autono-mie. Mais vous ne pouvez accompagner chacun des élèves et contrôler leurs recherches. Cette pratique doit donc être encadrée afin de per-mettre une utilisation la plus enrichissante possible pour vous et vos élèves.

BON À SAVOIR

Un certain nombre de sites peuvent présenter un contenu préjudiciable – voire illégal – pour les élèves mineurs ou l'ensemble de la communauté éducative. La navigation libre sur l'Internet est un processus de passage d'un site à un autre, parfois sans liens entre eux. Afin d'éviter l'accès à des sites inappropriés (pornographiques, pédophiles, xénophobes, racistes, antisémites, violents, …), la navigation sur l'Internet doit être contrôlée. Renseignez-vous sur les moyens d'accompagnement et de contrôle de l'usage de l'Internet mis en place dans votre établissement dans le cadre pédagogique. Consultez le site http://www.educnet.education.fr.

L'usage des ressources pédagogiques implique le respect de règles. La circulaire n° 2004-035 du 18 février 2004 (*BO*, n°9, février 2004 - http://www.education.gouv.fr/bo/2004/9/MENT0400337C.htm) précise les mesures à mettre en œuvre :

– impliquer l'ensemble des acteurs et usagers (élèves, enseignants, équipes éducatives) par la formation et la sensibilisation aux spécificités de l'Internet ;

– responsabiliser les usagers par la signature d'une charte de bon usage des TIC dans l'établissement ou l'école ;

– aider les équipes éducatives par la mise en place d'outils techniques permettant de contrôler ou de sélectionner les informations accessibles.

Une des missions de l'équipe éducative est de sensibiliser vos élèves aux enjeux et aux spécificités de l'Internet. Lors de vos visites en salle informatique, rappelez régulièrement les règles d'usage. C'est aussi l'occasion de leur spécifier les compétences liées au B2I : oralement en début de séance, mais aussi dans vos documents personnels distribués lors de vos activités multimédias.

BON À SAVOIR

Internet sans crainte (http://www.internetsanscrainte.fr/) se veut un lieu de rencontre de référence pour tous les acteurs impliqués dans la prévention des risques liés à l'usage de l'Internet par les jeunes. Le programme a pour vocation de :
– sensibiliser les jeunes aux risques et usages d'Internet, leur apprendre les bons réflexes ;
– sensibiliser et informer leurs parents et enseignants afin qu'ils puissent mieux les protéger ;
– donner aux animateurs et enseignants des outils pratiques pour créer facilement des ateliers de sensibilisation auprès des jeunes dont ils ont la charge.

Intégration des TICE

Aujourd'hui, les avancées technologiques permettent d'intégrer dans un même format numérique toutes les fonctions de l'audiovisuel. La connexion des établissements au réseau offre des possibilités nouvelles d'exploitation pédagogique. Être capable d'intégrer des activités liées aux TICE dans notre enseignement va devenir une des compétences dominantes de notre métier. Entamer la réflexion est déjà un premier pas. Comment peuvent être utilisées les TICE ? Quel rôle pédagogique jouent-elles ?

Il est aisé d'établir des liens entre le français et les arts plastiques, notamment dans le cadre de l'analyse de l'image. J'ai récemment proposé à mes élèves d'une classe de troisième, dans le cadre d'une séquence consacrée à l'étude du surréalisme, l'analyse d'une œuvre picturale surréaliste. Pour ce faire, il m'a fallu parfaire les connaissances que j'avais sur ces peintres et leurs œuvres afin de mieux guider mes élèves. J'ai donc effectué des recherches au préalable et beaucoup appris sur un mouvement pictural qui m'intéressait particulièrement.
Pour présenter le tableau, les élèves ont choisi une œuvre à partir des recueils du CDI, puis nous avons cherché le tableau sur Internet pour le diaporama. Le support était informatique pour la présentation de l'étude que les élèves avaient faite du tableau. Ce sont les élèves qui ont fait l'étude du tableau, à partir d'une grille d'analyse de l'image que

nous avions élaborée. Nous avons, une fois l'étude du tableau achevée, élaboré un diaporama à l'aide du professeur documentaliste.

Le choix du diaporama permettait de valider plusieurs compétences du B2i des élèves de troisième pour le brevet, et me semblait assez ludique. Ce sont les raisons pour lesquelles j'ai choisi ce support. La séance de cours était consacrée à l'étude d'un tableau surréaliste dans le cadre d'une séquence consacrée à l'étude du surréalisme en littérature. Il s'agit donc de travaux d'élèves, guidés par leurs professeurs ! Les élèves se sont particulièrement investis et ont semblé apprécier ce travail qui nous a tous permis d'avoir de meilleures connaissances sur le surréalisme en littérature et en peinture !»

Anne, professeur de Français en collège-lycée.

Votre établissement dispose probablement d'un équipement informatique satisfaisant : salle informatique, espace multimédia, CDI, local équipé d'un système de vidéoprojection). Une batterie d'ordinateurs mobiles sont disponibles et ne demandent qu'à être réservés. De plus en plus de logiciels libres et gratuits sont accessibles en ligne. Allez jeter un œil du côté du site de Framasoft (http://www.framasoft.net, ▶ fiche 25).

- Vos contenus de cours peuvent être mis en ligne et complétés par d'autres activités : photos, simulations, synthèse de cours, exercices avec la correction, remédiation. Le contenu d'un site peut être parfois géré par des élèves.

- Par courriers électroniques vos élèves peuvent échanger avec des personnes spécialisées dans un domaine, avec des élèves d'un autre établissement.

- L'accès au réseau favorise les apprentissages en ligne, les exerciseurs et la pratique des évaluations sommatives (préparation d'un quiz).

- L'utilisation du réseau de l'établissement vous permet de produire du travail collectif (dépôt partagé de document de synthèse, travail de groupe).

Monter un projet TICE, seul ou avec un collègue, vous motive? Lors de réunions de concertation, dans votre établissement, n'hésitez pas à proposer vos idées: pour un conseil, l'utilisation d'un logiciel spécifique, il y aura sans doute un collègue qui pourra vous aider en cas de soucis.

Web, blog et wiki

Le tchat et la souris

Les enseignants internautes sont de plus en plus nombreux à utiliser les sites Web, et/ou les blogs dans le cadre de leur enseignement et à en reconnaître les intérêts pédagogiques. Les élèves possèdent souvent, eux aussi, leur blog personnel. Un nouveau terrain d'entente ?

QUELS OUTILS ?

Parmi les outils de publication en ligne, il en est deux particulièrement populaires pour leur simplicité de mise en route et de fonctionnement et pour la variété potentielle de leurs usages. Il s'agit du wiki et du blog :

– le wiki permet à une communauté de partager une page web, un texte, une arborescence… ;

– le blog implique le rythme d'une écriture régulière sur une page web où peut réagir tout internaute.

Dans les deux cas, le lecteur peut devenir auteur, soit en modifiant le texte de la page web sur son passage, soit en y laissant un commentaire. Et, de ces outils, des applications pédagogiques émergent. Le blog et le wiki présentent l'avantage de pouvoir être créés assez facilement, la réalisation ne nécessite pas trop de compétences particulières en informatique.

Le site Internet, souvent plus complet, va exiger un peu plus de connaissances. Mais vous aurez probablement plus de fonctionnalités et la possibilité de le faire évoluer plus facilement.

LE BLOG

Créer un blog

Deux solutions s'offrent à celui qui souhaite créer son blog :

- la première – et la plus simple – ne nécessite aucune manipulation technique : il suffit de s'inscrire sur un site qui héberge les blogs. Après avoir rempli un formulaire et accepté les conditions d'utilisation, vous recevez un identifiant, un mot de passe et l'adresse du blog. Si cette solution est simple, elle est cependant contraignante : vous êtes tributaire d'un hébergeur, des options qu'il accepte ou non d'installer sur ses blogs, d'une charte graphique qui empêche parfois la personnalisation ;
- la seconde solution est l'installation classique, sur votre propre site pourvu de PHP et de MySQL, d'un blog dont vous téléchargez les sources.

Communiquer avec un blog

De nombreux enseignants se sont déjà emparés de cette technologie pour créer leur propre site pédagogique. Vous avez donc la possibilité de créer un site web, de gérer un blog, dans un cadre personnel ou en classe.

Votre site (ou blog) devient support de cours dans lequel vous publiez vos fiches de vos cours. Il peut aussi devenir un espace d'enseignement sur lequel vos élèves réalisent des scénarios pédagogiques proposés et des activités pédagogiques en ligne :

- des exercices sous forme de quiz, avec la correction éventuellement ;
- des fiches méthodes et conseils à consulter ;
- des informations supplémentaires sur le contenu de vos séquences.

Il peut constituer un outil complémentaire au travail réalisé en classe. L'intérêt réside aussi dans la possibilité de proposer des activités pédagogiques ou des conseils de lecture qui compléteront les sujets abordés en classe.

Vous pouvez également imaginer :

– un espace de communication avec vos élèves : mettez en place un cahier de classe dans lequel peuvent être affichées les activités réalisées en classe (production d'activités de groupe, travaux d'élèves) accompagnées de photos, les sorties scolaires. Les expériences de la classe sont ainsi visibles par tous (y compris par les familles). Restez dans les limites du droit (▶ fiche 22). Vous pouvez aussi proposer des moments dans la semaine pendant lesquels les élèves peuvent vous poser des questions (avant une évaluation, un travail à la maison, etc.) ;

– un blog comme espace de mutualisation : créé par des élèves ou par votre groupe d'enseignants, il peut devenir un espace de travail pour produire ensemble. Chaque membre peut publier des articles, commenter celui de l'autre… Votre rôle d'enseignant consistera alors à veiller au bon esprit, à la bonne tenue du site et à jouer un rôle de modérateur ;

– un lieu d'échange entre vous et un élève en particulier, via un système de messagerie interne. Cet espace est personnel et privé, et est réservé à l'accompagnement pédagogique. Il est protégé par un mot de passe connu uniquement de l'élève et de ses parents.

Enfin, votre blog personnel peut devenir un environnement approprié pour réfléchir et pour partager vos réflexions.

• Il peut servir de support pour décrire vos pratiques et revenir sur vos expériences. Il vous permet de bénéficier de l'éclairage de collègues qui ont les mêmes sujets de préoccupation. Il constitue un moyen efficace pour se créer un réseau de connaissances.

• Vous pouvez également l'utiliser comme support pour un travail de recherche ou pour la gestion d'un projet. Votre blog sert alors de carnet de bord permettant le suivi au quotidien de votre projet.

LE WIKI

Pour faire une synthèse d'une séquence de cours, vos élèves peuvent rédiger une synthèse complète en quelques jours (une petite formation fait l'affaire en quelques minutes). Il suffit d'éditer une page, de la modifier, de l'enregistrer et le tour est joué. Ils construisent eux-mêmes leur propre cours. Chacun vient juste apporter sa petite touche à l'édifice. La consultation de l'historique vous permet aussi de voir quelle est l'évolution des travaux.

Parfois, quelques règles de formatage généralement accessibles permettent d'enrichir le texte, de le compléter avec une photo, un schéma et de créer des liens. Voilà de quoi concurrencer Wikipedia !

DES EXIGENCES

En se lançant dans l'aventure des blogs ou dans le monde du wiki, vous allez sans doute rencontrer un certain nombre de difficultés ou de contraintes…

- Le choix de l'outil en fonction de besoins pédagogiques : les outils de publication (blog, wiki) sont souvent moins souples que les outils de création de pages web traditionnelles.

- Pour maintenir l'intérêt de vos élèves, il vous faudra répondre rapidement aux messages, poser des questions sur ce que l'élève écrit, encourager les autres à lire et à répondre à leurs camarades.

- Pour sensibiliser aux problématiques du droit et des règles sur Internet, vous devez informer vos élèves sur le droit d'auteur et le droit à l'image. La législation est très claire à ce sujet : il est interdit (et donc puni par la loi) de mettre en ligne des images sans autorisation des personnes concernées et/ou des propriétaires. Pour en savoir plus sur les droits, consultez le site Educnet (▶ fiche 22).

- Pour assurer la qualité des publications sur les blogs, une veille, une charte de qualité est nécessaire.

- Comment maintenir un site wiki sérieux si vos élèves modifient les pages à leur gré ? La meilleure solution est la présence d'un modérateur (probablement vous) qui vérifie les dernières entrées et les dernières modifications.

BON À SAVOIR

Tout site Internet (web, blog, wiki, forum…) peut être consulté par l'ensemble des internautes. En principe, aucune photographie ne peut être diffusée sans le consentement exprès de l'intéressé ou de son représentant légal.

L'article 9 du code civil dispose que toute personne a droit au respect de sa vie privée. La personne dont l'image a été publiée peut agir en justice pour faire cesser l'atteinte et obtenir des dommages et intérêts.

L'article 226-1 du code pénal sanctionne d'un an d'emprisonnement et de 45 000 € d'amende l'atteinte à l'intimité d'autrui en fixant, enregistrant ou transmettant, sans le consentement de celle-ci, l'image d'une personne se trouvant dans un lieu privé.

La numérisation d'une image puis sa modification sont très aisées. Il est donc très facile d'introduire une telle image sur un blog, au risque de porter atteinte aux droits de la personne figurant sur l'image. On considère que l'atteinte est constituée lorsqu'il y a eu divulgation sans le consentement de la victime.

Pourquoi tout garder pour soi ? Partagez vos connaissances, communiquez aux autres, échangez avec vos élèves. Blog, wiki ? Il ne vous reste plus qu'à choisir le support le plus adapté, publier vos articles, créer du lien…

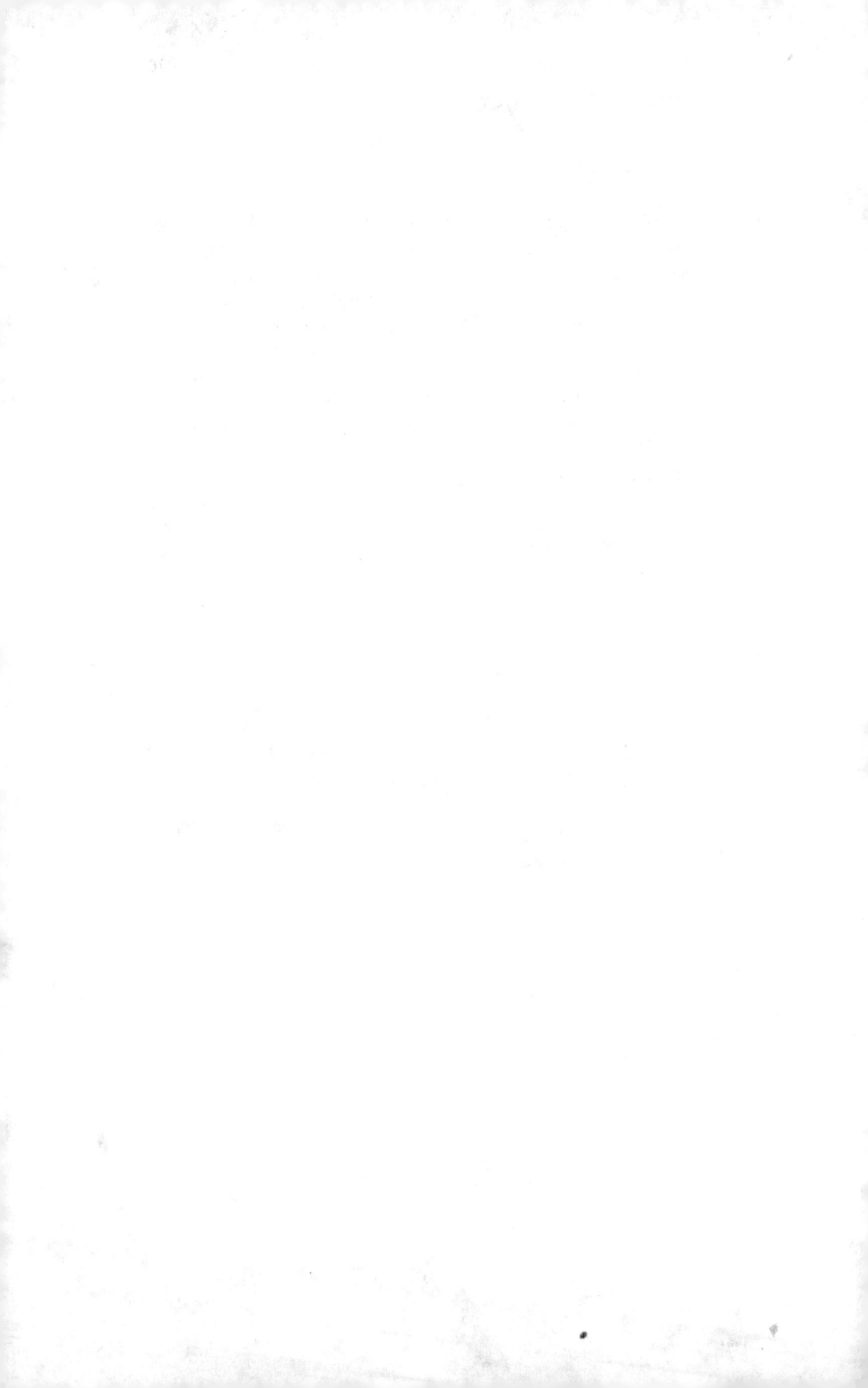

Classe numérique

Cyber cool

*Rassembler les moyens informatiques et les rendre accessibles
aux élèves de votre classe sans contrainte de temps, voilà le
principe de la classe numérique. Un tel projet, aussi ambitieux
qu'il soit, exige des investissements matériels pour l'établissement mais également pour l'équipe pédagogique. Découvrez
un nouvel espace de travail.*

ESPACES NUMÉRIQUES

De plus en plus de collèges et de lycées sont dotés d'un équipement
informatique performant. Dans cette logique, les environnements
numériques de travail (ENT) se mettent progressivement en place.
Cette plate-forme peut supporter le site de votre établissement et rassembler toutes les initiatives de votre équipe enseignante. Elle facilite
les échanges entre professeurs et la communication avec vos élèves.

Les applications sont nombreuses :

- le cahier de textes en ligne vous permet non seulement de donner
  des précisions sur le travail attendu de vos élèves, mais aussi de
  proposer des exercices de soutien à ceux qui en ont besoin ;
- en période de révision ou de préparation d'un examen, un forum
  peut vous permettre de répondre aux questions de vos élèves. Des
  fiches de révision peuvent être préparées avec la participation des
  élèves, mais sous votre contrôle ;
- vous avez ainsi, comme dans un site web ou un blog (▶ fiche 24),
  la possibilité de mettre en ligne du contenu disciplinaire en prolongement de votre cours : exercices interactifs, fiches de remédiation.
  Mais contrairement au blog, l'accès est réservé à vos élèves ;

– cette plate-forme devient également un espace de création pédagogique et facilite votre travail en projet (TPE, PPCP et autres) et
à l'écriture à plusieurs (rédactions d'articles, publication de dossiers, etc.).

BON À SAVOIR

Le concept de bureau virtuel prend en compte la pluralité de vos lieux de
travail. Il vous offre la possibilité de ranger vos documents informatisés sur
un serveur indépendant des postes et des lieux de travail, mais accessible
depuis chacun d'eux. C'est sur ce serveur que seront stockés messages et
fichiers attachés, documents de travail personnels et autres applications
disponibles.
Le bilan des expériences menées montre que si l'appréhension est grande
(et légitime) au début du projet, elle diminue au fur et à mesure pour tous
les acteurs (enseignants et élèves). Les élèves apprécient de trouver sur
leur cartable virtuel des cours complets, des exercices pour s'entraîner,
mais aussi de rendre des devoirs propres. La messagerie électronique
encourage la communication entre eux et avec leurs professeurs, et favorise un bon climat de travail.

Bien entendu, l'utilisation optimale de ces outils implique, une fois de
plus, que vous soyez formé en conséquence…

BON À SAVOIR

Des associations peuvent assister les équipes motivées pour mener
des projets : prêt de matériel, formation, assistance, interlocuteurs… Un
exemple : http://www.projectice.fr.
Demandez conseil à vos formateurs TIC, ils sauront vous guider.

DES LOGICIELS ACCESSIBLES

Vous ne pourrez exploiter à leur pleine mesure les ressources informatiques de votre établissement qu'avec une maîtrise de quelques logiciels usuels de base et fort utiles. Il existe des sites de référence parmi
lesquels figure Framasoft (http://www.framasoft.net/). Les outils sont
classés par rubriques, par thèmes. Il vous sera aisé de choisir celui

qui paraît adapté à vos besoins. Des logiciels libres très performants sont disponibles. Il est donc possible de les installer sur votre propre ordinateur personnel. Il existe également de nombreux tutoriaux pour vous familiariser avec ce nouvel outil.

- Le logiciel libre repose sur la mise à disposition du code source du programme par son développeur. Ce code est modifiable ou adaptable à vos besoins et redistribuable. Ces logiciels sont le plus souvent placés dans le domaine public par leurs créateurs. Différentes licences sont apparues, destinées à encadrer l'utilisation des logiciels libres.

- Le logiciel propriétaire est fermé avec copyright, généralement destiné à des circuits commerciaux.

- Les logiciels « freewares » ne sont pas des logiciels libres malgré leur gratuité, ce sont des logiciels propriétaires mis à disposition gratuitement.

- Les logiciels « sharewares » sont des logiciels propriétaires pour lesquels l'ayant droit offre une période d'essai gratuite ou une version bridée. Pour obtenir l'intégralité des fonctions il faut par la suite acheter une clé de déblocage.

BON À SAVOIR

Depuis juin 2008, vous avez la possibilité de télécharger sans frais le logiciel Microsoft Office 2007. Renseignez-vous sur le site www.officepourlesenseignants.fr.

Dans votre discipline, il existe probablement des applications fort utiles pour aborder des notions particulières. Consultez régulièrement vos sites de référence, organisez votre veille technologique, mais demandez conseil avant de vous lancer dans l'installation d'un logiciel sur le réseau de la salle informatique.

UN NOUVEL ENVIRONNEMENT

Classe numérique

Votre établissement dispose peut-être d'une classe numérique bénéficiant d'un équipement multimédia suffisant pour que les élèves puissent disposer d'un poste informatique pour deux. Tous les ordinateurs sont connectés au réseau intranet, vos élèves possèdent alors leur propre cartable électronique, des espaces numériques et un accès sécurisé vers Internet.

Dans ce contexte, à tout moment, vous pouvez mettre vos élèves en activité face aux ordinateurs ou interrompre l'activité pour faire une mise au point, un apport, une présentation de travaux au vidéoprojecteur ou un simple échange d'idées à l'oral.

> **BON À SAVOIR**
>
> Une classe numérique peut être mobile. La configuration est intégrée dans un meuble adapté facile à déplacer. L'utilisation ne nécessite ni installation, ni branchements spécifiques. L'ensemble fonctionne en mode Wifi (sans fil).

Le portfolio

Vos élèves peuvent utiliser un blog comme portfolio personnel numérique, dans lequel ils ont la possibilité de publier leurs travaux, enregistrer leurs expériences en classe ou leurs réactions face à leur apprentissage. Pour peu qu'il soit alimenté sérieusement et régulièrement, le blog de l'élève devient un véritable carnet de bord de sa scolarité. Dans ce contexte, il constitue un outil d'analyse pour l'élève (vous pouvez l'assister et le guider dans cette démarche) et d'auto-évaluation.

Pour vos élèves en difficulté, ce support est un outil d'aide pour analyser leurs problèmes et proposer un dispositif de remédiation adapté. Pourquoi ne pas envisager de travailler avec eux par ce biais-là ?

Le portfolio d'élève n'est pas seulement un outil auquel on recourrait ponctuellement ici ou là. Il s'agit au contraire d'une démarche, d'un dispositif complexe qui nécessite une organisation pédagogique adaptée et un investissement (en temps) conséquent de la part des élèves comme des enseignants. La mise en œuvre d'un portfolio peut, dans certains cas, s'envisager à l'échelle de votre discipline dans une classe. Le projet doit alors devenir celui d'une équipe d'enseignants, voire s'inscrire pleinement dans le projet d'établissement.

La classe virtuelle

La classe virtuelle désigne « la simulation » d'une classe réelle. La diffusion du cours se fait à l'aide d'une solution réseau Internet, à une heure fixée à l'avance auprès de personnes séparées géographiquement. Cet environnement peut intégrer des outils reproduisant à distance les interactions d'une salle de classe.

EN PRATIQUE

LATIN EN VISIOCONFÉRENCE

Le cours de latin utilise la visioconférence. Le professeur est dans un autre établissement et un manuel électronique est installé en ligne dans un autre local équipé du dispositif. La séance est organisée en deux temps : un travail collectif entre professeur et élèves pendant 45 minutes durant lesquelles sont utilisés la visioconférence et le manuel électronique, puis une seconde période de 45 minutes durant lesquelles les élèves travaillent en autonomie à partir du manuel électronique. Ils disposent de fiches pédagogiques conçues pour l'acquisition de compétences en vue du B2i.

Si votre établissement possède le label " nouvelles technologies ", exploitez au mieux ces dispositifs avec vos élèves. Dans le cas contraire, soyez un pionnier !

Glossaire

B2I : brevet informatique et Internet

BOEN : Bulletin officiel de l'Éducation nationale

CDDP (CRDP) : Centre départemental (régional) de documentation pédagogique

CDI : Centre de documentation et d'information

DNL : discipline non linguistique

ENT : environnement numérique de travail

IDD : itinéraire de découverte

IPR : inspecteur pédagogique régional

PPCP : projet pluridisciplinaire à caractère professionnel

PPRE : parcours personnalisé de réussite éducative

SEGPA : Section d'enseignement général et professionnel adapté

TBI : tableau blanc interactif

TICE : technologies de l'information et de la communication dans l'éducation

TPE : travaux personnels encadrés

Logiciels

Audacity : Audacity est un logiciel de traitement sonore gratuit. Il permet d'enregistrer, de jouer, d'importer et d'exporter des données sous plusieurs formats. Supprimez les silences, ajoutez un effet, mixez les pistes. Il vous permet de copier, coller et assembler des extraits sonores. Son utilisation est très simple. Idéal pour produire des documents audio de qualité.

http://audacity.sourceforge.net

Freemind : petit logiciel de présentation de cartes heuristiques. Le tableau de bord d'une année de préparation, un sujet de recherche concernant toute la classe, un travail collaboratif inter-établissements, un projet dans votre discipline. Un outil très utile et une autre façon de voir les choses.

http://freemind.sourceforge.net/wiki/index.php/Main_Page

Netquizpro : le logiciel canadien Netquiz Pro permet de construire des exercices ou des tests sans programmation ni connaissance du langage HTML. Un éditeur d'exercices, exportables au format web, avec onze types de questions qui peuvent comporter du texte, des images, du son, de la vidéo. Excellent outil !

http://rea.ccdmd.qc.ca/ri/netquizpro

OpenOffice : le plus important projet de développement libre à l'heure actuelle. Ensemble logiciel très riche, cette suite complète, de niveau professionnel, rassemble notamment un traitement de texte, un tableur, un éditeur de formules mathématiques, dont les fonctions peuvent être considérablement étendues avec le complément maths, un logiciel de dessin vectoriel et de retouche d'images, une aide en ligne très complète entièrement en français.

http://fr.openoffice.org

Pointofix: Pointofix est une petite barre d'outils graphiques très pratique pour dessiner directement sur votre écran. Il s'adresse aux utilisateurs ayant besoin de faire des présentations ou des démonstrations en permettant de dessiner sur l'écran, sans altérer le document. À tester avec un vidéoprojecteur.

http://www.pointofix.de/

The Gimp: programme de création graphique et de retouche photo très puissant. Il comporte l'ensemble des outils nécessaires à la création de dessins ainsi que tous les filtres pour corriger et améliorer un cliché. Il peut être utilisé par des utilisateurs de niveaux variés comme un programme de peinture, un programme de retouche photo avancé, un convertisseur de formats.

http://www.gimp.org/

conception
réalisation
mise en page
pca
44405 Rezé cedex

© Groupe Eyrolles

N° d'éditeur : 3851